圖解

親子足療

原《兒童足療》

吳若石神父

足部反射健康法2

文經社

蒙　上主祝福

感謝 FJM 的一級師傅們

始終聚集在吳若石神父的身邊

一起以 FJM 的方法

實踐服務奉獻的生活

減輕別人的痛苦

增加別人的喜樂

傳揚　天主的愛

尤其感謝長期為長濱地區弱勢朋友

以及「慢飛天使」免費服務的夥伴們

潘秋甘　阮玉碧(大)　鄭玉翠

吳金鳳　阮玉碧(小)　阮蓓五

陳君銘　張春宏　林花香　施素蓮

你們的付出　讓天使們常懷希望展露笑容

你們的熱情　補充天使家人們生命的能量

謹將本書獻給你們

本書作者　吳若石　胡齊望　敬上

註：「慢飛天使」意指身心發展遲緩的孩子

黃主教序

最環保的身體保健法——FJM

感謝天主在四十年前，讓吳若石神父認識這個健康法；更感謝的是，這麼多年來，吳神父始終沒有停止過對這個健康法的研究。

在工業科技發達之後，我們享受工業科技之便，但也承受了工業科技帶來的環境汙染危害。許多環境保護組織或團體，致力於自然環境的維持和保護，令人敬佩；不過我們往往忽略了自己身體內的環保問題。我們的身體接受了太多的藥物，我們需要一種自然療法，加強我們的免疫能力，讓我們減少用藥，增進我們的健康。FJM（吳若石神父足部反射健康法）正是這個好方法。

吳若石神父服務的長濱天主堂，提供了一個工作平台，給吳若石神父協會的 FJM 一級師傅們為需要的人服務。每天都有很多來自全國各地，包括海外的朋友前來尋求幫助。三年前，我更提供花蓮若瑟小修院（週五）和台東芳心好美館（週二），每週一次為神父和修女及教外需要的朋友們服務。深獲許多尋求養生、身體保健，甚或中風後復健者的好評，當然，我也是其中的受益者之一。我感謝這些師傅們的辛勞，更感謝教會內有這樣好的健康法。

2017 年，吳神父和胡齊望先生出版了《足療自癒》一書，為 FJM 這個健康法的推廣，做出了重大的貢獻；今年再度為了兒童的健康撰寫了這本書，使服務的面向更寬廣。我期盼吳神父的協會，能更迅速地將這個健康法推廣出去，讓更多的人受益。目前在台灣已有台北、台南、高雄的一些教會引進這個健康法，為人服務。在中國也有東北、內蒙古、河北、南京等地的一些教會服務團隊學會這個健康法。未來，我將派遣協會的教學團隊走到更遠的地方，為更多人服務。

天主教 花蓮教區 主教

黃兆明

作者吳若石神父序

讓 FJM 幫助孩子們健康快樂地成長

我研究「足部反射健康法」已近四十年。除了對一般成年人施作以外，我也對一些重症的孩子施作，我很願意跟大家分享我對兒童施作的心得。這個健康法一直都在研究發展中，當然，包括對兒童施作的方法。以前鄭英吉先生和我也發表過兒童版的足療書，不過我總覺得不夠理想。經過我的團隊討論後，我們決定發表這本兒童版的足部反射健康法的書。

在我對許多重症孩子施作的過程中，發現如果父母親能為孩子施作，效果好像特別好。可能是孩子和父母間親情和愛的信賴感，產生了這樣的效果。家有重症兒，對全家都是很大的挑戰。當然大多數的父母親們，都能勇敢地面對挑戰，也會鼓勵孩子一起面對挑戰，這樣的過程，往往令我感動不已；可是，也有的父母面對重症的孩子，內心底層好像充滿愧疚，這樣的心態其實不利於孩子將來要面對的人生。

這個健康法，能為家有重症兒的家庭帶來幫助，我們在中國大陸河北省的農村已有了這樣的經驗。透過當地天主教會的協助，一位身患「重症肌無力（myasthenia gravis）」的幼兒，經由這個健康法獲得重大的突破。當然，這個健康法對於其他的重症兒，也能給予生理功能的進步。這個健康法除了對重症兒，提供輔助性的協助外，對於一般的孩子，也有增強體質、開發智能的功能。許多孩子很容易生病，父母親經常在擔心，只要經常施作這個健康法，可以加強免疫力，這樣就比較不會生病，就算生病了，也會比較快痊癒，父母親也比較不用擔心。

我很希望父母親們都學會這個健康法，讓我們的下一代健康又快樂地成長，成為天主的好兒女。身為天主教的神父，我認為所有的孩子都是天主的恩賜，天主讓孩子經由父母來到人世間，父母只是負責在孩子年幼無助時，給予撫養和照顧，在成長過程中引導他們走向正確的方向。孩子不是父母的財產，所有的孩子終將走向自己的人生，面對自己的未來。

吳若石 敬書

Fr. Josef Eugster

作者胡齊望序

父母親們該學的一種健康法——FJM

很多人都相信兒童、嬰幼兒不能按摩。我對按摩並沒有很精深的研究，所以不適合回應這個說法；但 FJM（吳若石神父足部反射健康法）不是按摩，所以兒童、嬰幼兒都可以施作，重點是方法得宜。

2017 年 5 月，在香港政府辦理簽證的處所，吳神父協會林素妃祕書長在擁擠的人群中，排隊為薛弘道修士辦理過境簽證。一位年輕媽媽懷中嬰兒的淒厲哭聲，讓現場氣氛開始緊繃。年輕媽媽排了好久的隊，不願因孩子的發燒哭鬧而離開，隨著孩子哭聲愈發激昂，現場埋怨的音量也逐漸升高。終於，孩子的哭聲觸動了林祕書長的母性，她走向年輕的媽媽，伸手接過了孩子，並在孩子的腳上開始施作 FJM 嬰兒足療。孩子的哭聲漸漸小了，5 分鐘後孩子不哭了，燒退了，大家也都安心了。

母親在孩子不舒服哭鬧時，不自覺地會在孩子身上揉揉捏捏，這是自然而然產生的人性本能，也是天性。如果能讓父母親們瞭解，天主將最好的「藥」放在人的腳上，並且教導父母親們學會施作 FJM（吳若石神父足部反射健康法）。那麼，在孩子不舒服的時候，在還沒抵達醫院前，或不方便就醫時，就可以緩解孩子的痛苦，生病了也能康復得比較快；甚至，平時常施作，為孩子增強免疫力，孩子比較不容易生病。以上種種，都是我們寫這本書的目的。

吳若石神父常年在台東長濱天主堂服務。每週一他都會到台東市，為天主教台東救星教養院的重症孩子們做足療，數十年如一日。多年的實證發現，許多現代醫學束手無策的症狀，經過 FJM 施作後，多會呈現正向的發展。這對減輕照護者工作負擔是個好消息；對許多重症孩子的家庭，無疑是重大的福音。家有重症兒，對全家都是巨大的挑戰，我們願分享我們多年的經驗，為這些面臨重大挑戰的家庭，提供在正規醫療外，另一輔助性的自然療法——FJM。

吳若石神父常說：「減少別人的痛苦，增加別人的喜樂，是人生的目的。」願和大家分享。

特別感謝為這本書校對、動作示範的吳神父協會祕書長林素妃女士，沒有林祕書長的協助，不會有這本書的出現。

胡齊望 敬書

在進入親子足療的主題之前，容我先引用詩人紀伯倫（Kahlil Gibran）的詩——〈On Children〉（致我們終將遠離的子女）——是關於孩子，闡述父母與孩子之間除了天倫之外的彼此定位，一種在天主內的定位。

Your children are not your children.
你的孩子其實不是你的孩子。

They are the sons and daughters of Life's longing for itself.
他們是生命對於自身渴望而誕生的孩子。

They come through you but not from you,
他們借助你來到這個世界，卻並非因你而來。

And though they are with you, yet they belong not to you.
他們在你身旁，卻並不屬於你。

You may give them your love but not your thoughts,
你可以給他們愛，但別把你的思想也給他們，

For they have their own thoughts.

因為他們有自己的思想。

You may house their bodies but not their souls,

你的房子可以供他們安身，但無法供他們的靈魂安住，

For their souls dwell in the house of tomorrow, which you cannot visit, not even in your dreams.

因為他們的靈魂棲身在明日之屋，那裡你去不了，哪怕是在夢中。

You may strive to be like them, but seek not to make them like you.

你可以勉強自己變得像他們，但不要想讓他們變得和你一樣。

For life goes not backward nor tarries with yesterday.

因為生命不會倒退，也不會駐足於昨日。

You are the bows from which your children as living arrows are sent forth.

你是弓，你的孩子是從弦上射出的生命之箭。

The archer sees the mark upon the path of the infinite, and He bends you with His might that His arrows may go swift and far.

弓箭手望著無垠彼端的箭靶，祂大力拉彎你這把弓，好讓祂手裡的箭飛馳得又快又遠。

Let your bending in the archer's hand be for gladness; For even as He loves the arrow that flies, so He loves also the bow that is stable.

懷著快樂的心情，在弓箭手的手中彎曲吧，因為祂既愛那飛馳的箭，也愛穩定的弓。

每位父母親都愛自己的孩子，希望孩子健康、活潑，將來順利且成功，一輩子平安、幸福、快樂……但孩子終究是獨立的個體，不屬於父母，最後終將長大成人，走屬於自己的路。

照顧孩子是天主賦予每位父母的天職。在陪伴孩子成長的過程中，父母親會竭盡所能提供孩子一切成長發展的資源。許多父母親在面對現今競爭激烈的社會，總不希望孩子輸在起跑點上，因此各種的比較，伴著濃濃的焦慮，跟隨著孩子每個成長階段，瀰漫在父母親的心中，最後，讓父母親們心力交瘁。

每個孩子都有一個守護天使，祂會在每一次虔誠的祈禱中一再出現。

各位爸爸、媽媽！在孩子還小的時候，他完全依靠父母，父母就是孩子的天主；在孩子成長過程中，我們慢慢引導孩子認識天主，信賴天主。但千萬別忘了，在陪伴孩子面對身上發生的各種病痛，而軟弱絕望時，讓我們和孩子一起祈禱，依靠天上的父——我們的天主。

目次 Contents

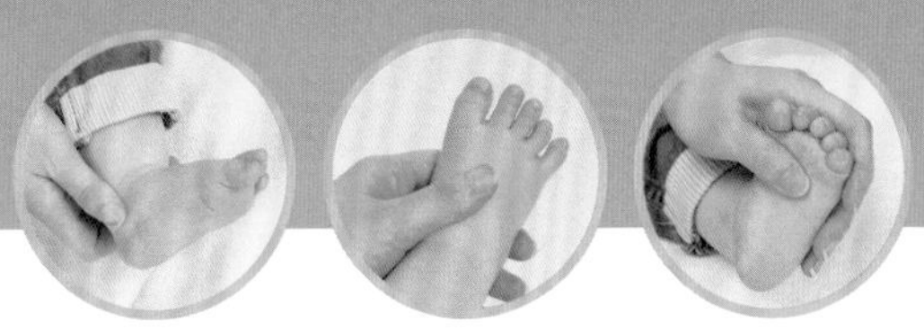

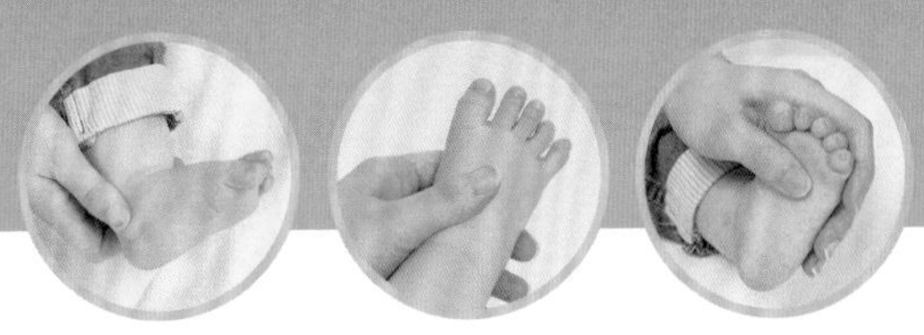

Q&A

Foreword

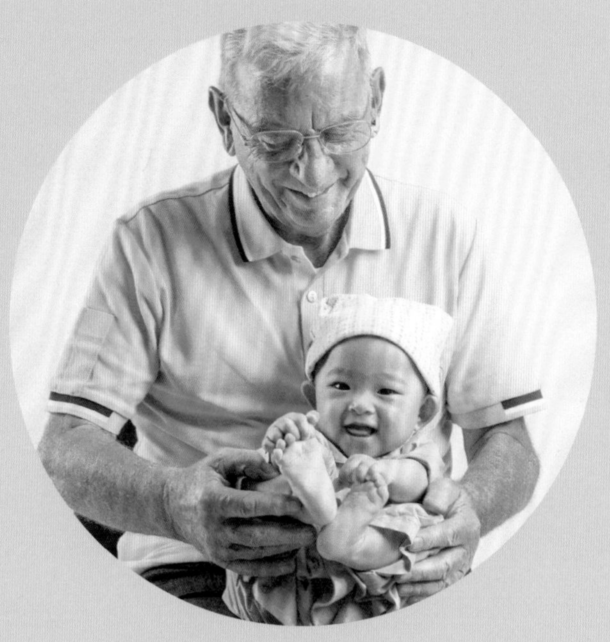

前言

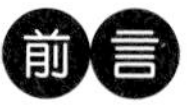

「麵條女孩」的故事

2014 年，在中國河北省衡水市景縣大張辛莊村，誕生了一位可愛的女孩，不過，她是一位天生肌無力重症患者。她全身肌肉無力，抱起來時頭及四肢都向下垂，像撈起一勺麵條似的，我們稱她為「麵條女孩」。

醫生已宣告放棄醫治，並讓家屬瞭解她可能隨時會離世，「麵條女孩」的家人抱著她遍求各式名醫，在屢屢不見效果常常失望的情況下，甚至已漸漸接受女孩可能離開的說法。

2016 年夏天，在天主的安排下，「麵條女孩」求助當時還在河北省景縣天主堂服務的蘭順恆神父（蘭神父於 2016 年 8 月通過 FJM 考試，取得中國大陸地區第一張 FJM 一級師傅證照）。蘭神父的工作團隊開始每天為女孩施作 FJM 足療，不知不覺間，半年後眾人目睹孩子站起來了！孩子的母親也開始學習 FJM 這個健康法。

2017 年 8 月在景縣天主堂的一個親子足療講座中，「麵條女孩」在沒人幫助的情形下，自己爬行進入會場為天主做了見證，鼓舞了在場百餘位父母親，他們的孩子大都有一些健康上的問題。「麵條女孩」在足療的領域裡為他們開了一扇希望之窗。

孩子是父母心中永遠的寶貝，尤其在今天這個孩子生得不多的現代社會。孩子臉上的笑容，是爸媽心中最大的快樂；孩子病痛的哭鬧聲，則是爸媽心中最難承受的苦痛。我們理解為人父母的感受，所以特別為天下的父母寫下這一本書。

FJM（吳若石神父足部反射健康法）與孩子

根據多年在外教授 FJM 的經驗，最常被問的問題是：「我們家小孩能不能接受足部健康法？」

關於這個問題可以依幾個層面看：

一、是否可用 FJM 使孩子身體變得健康強壯？

二、孩子身體還好，但是當孩子身體生病時，可否使用 FJM 獲得健康？

三、孩子身體染有重病，能否藉由 FJM 獲得健康？

所謂 FJM 指的是「吳若石神父足部反射健康法」（Fr. Josef's Method of Reflexology）——可以促進血液循環，活化細胞，改變體質，最重要的是 FJM 強調預防重於治療，平時就把身體維持在最佳的狀況，當然可以使孩子身體健康強壯。

FJM 可以使器官功能正常化、協助排除體內毒素廢物、平衡內分泌系統、減輕壓力與精神緊張。當孩子身體不舒服的時候，施作 FJM 能縮短孩子身體不舒服的時間，使孩子提早恢復健康。

FJM 是一種自然療法，經由刺激足部反應區，反射到身體的各個組織器官，促使身體自我調整，進而改變體質，使身體獲得健康。FJM 不僅運用在成人身上，也適合使用在孩子們身上，能強化孩子的免疫力、調整體質、緩解過敏反應、幫助成長中的器官功能正常發展、縮短傷風感冒的病程等；此外，特別適用於重症兒童患者。

台東天主教救星教養院專門收容各種腦性麻痺、肢體殘障等重症兒童。吳若石神父長期為院中的病童施作 FJM，不僅減輕病童的痛苦，增加身體的舒適感，也因病童些微身體機能的進步，而減輕照顧者的辛勞；同時也帶給病童、家屬及照顧者希望與喜樂。

這本書適用的對象

本書雖然基本上是一本足療的書，但因對象是「孩子」，孩子有分大孩子和小孩子，我們應該先釐清。同時有必要瞭解各階段的孩子身心發展的一般狀況，讓孩子的足療效果能事半功倍。

本書將孩子分為嬰兒、幼兒、兒童。

嬰兒指的是尚在哺乳之初生兒，一般是指約 0 到 2 歲的孩子；幼兒是 2 到 6 歲的學齡前孩子；兒童則是就讀小學的孩子，約 6 到 12 歲。

我們將孩子依年齡做以上的區隔，是因為各個年齡層的孩子身體發展的情況不同，我們所使用的方法和工具也不相同。關於青春期的孩子所接受的足療，基本上和成人是一樣的。

我們首先要瞭解嬰兒、幼兒、兒童在身心發展上的進程，以便於在施作「足部反射健康法」時，較能有效掌握重點。

每個孩子都是獨立的個體，所以都存在個別差異，以下所述只是一般的情形，或有些許的差別，切記！

嬰兒：0 到 2 歲

哭泣是嬰兒的本能，嬰兒藉由哭泣來傳達飢餓、興奮、厭倦、不舒服等感受。吸吮是他們的本能，如：吸手指、吸奶嘴。嬰兒最喜歡被輕輕拍打、擁抱和撫摸。新生兒每天睡眠 18 小時以上，隨著年齡的增大睡眠逐漸減少。

嬰兒一生下來到幾天間，便能睜開雙眼，接受光線。大約 6 到 8 週時，開始能夠凝視物體，並隨著物體的移動而轉動視線。大概 4 個月時，兩眼的立體感逐漸發展，可以用雙眼定位物體。

嬰兒還在母體時已能聽到外界的聲音。嬰兒對女性的聲音做出的反應更大於男性的聲音。嬰兒一出生就對甜、酸、苦、鹹有反應，甜的東西最為喜歡。嬰兒一出生嗅覺就很發達，在第一個星期，已經可以分辨出母親跟其他女性的奶的味道。

嬰兒時期是父母親開始為孩子施作 FJM 的最好階段。嬰兒本來就喜歡被人撫摸，父母親除了撫摸孩子身體外，特別對孩子的腳部施作 FJM，不僅對孩子的健康和成長有幫助，也可使孩子習慣足部的按壓感覺，對孩子以後持續地接受這個健康法有幫助。

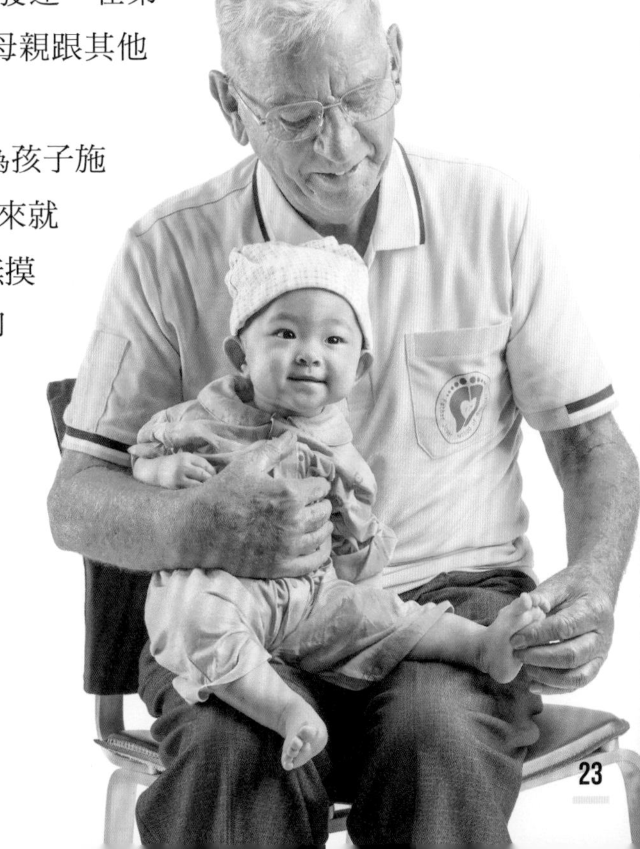

曾有老一輩的祖父母認為，常摸嬰兒的腳底會害孩子將來有懼高症。但最早接受吳神父足部健康法的孩子們，年紀最長的已步入中年，他們似乎都沒有這方面的困擾。

幼兒：2 到 6 歲

2 到 6 歲的幼兒隨著身體快速地發育，從會走到會跑，從笨拙到靈活，發展自己的肢體活動。手部的小肌肉開始發展精細的動作，如：拿筆、使用剪刀等。語言能力愈來愈強，6 歲的孩子已經可以有條理地描述最近發生的事情。開始有時間的觀念，發展「數」、「量」的概念，以及各種認知的能力，學習時的注意力逐漸加長。懂得控制自己的情緒和遵守團體的規定，開始明白和詢問別人的想法與感受，也可能會嘗試隱藏自己的想法和感受。慢慢學會生活自理，例如：自己上廁所、穿鞋子、使用筷子等。

幼兒在 3 到 6 歲，是神經系統最發達的時期，也是生理及心理成長最顯著的時期。在這時期，幼兒在大肌肉、平衡感、手腕能力及小肌肉的發展，應該受到重視與啟發，以建立其身體的、精神的、社會的健全發展。身體活動、體適能（指身體適應生活、運動、環境的綜合能力）與健康，三者有著密切的關係 。

這個階段的幼兒對周遭環境充滿好奇，在不斷以身體探索環境的過程中，父母親適時地採取「鼓勵」、「懲罰」或「以身作則」的方式導正孩子的行為。接受 FJM 足部反射健康法對幼兒而言是新奇的，過程中有些微的痛，父母親不僅親自陪同孩子一起接受（或施作）足療，同時不斷地為孩子能忍受些許的疼痛，給予鼓勵和讚美，孩子必然會感受到父母的期盼，而表現出符合父母期盼的行為。

在實務經驗中，偶爾會遇到一些父母，性格比較急躁，採取強迫的方式希望孩子接受足療，可是結果往往適得其反。建議還是多用鼓勵的方式讓這個階段的孩子接受FJM足部反射健康法，為孩子一生的健康打下深厚的根基。

兒童：6到12歲

與嬰、幼兒期比較，此階段的孩子在身體和智力發展上已緩慢許多，需要較好的營養補充以應付遊戲耗費的精力。男孩與女孩的體能並沒有重大的差異。這個時期的孩子，記憶能力增加很多，更能理解及解釋、溝通，也更能表達自己的意思。

父母、老師和其他與孩子互動的人要注意的是，孩子有時對於所聽、所看、所讀雖不瞭解，但他們自己並未意識到，所以成人不要視孩子的理解為理所當然，而疏於分辨他們是否真的明白大人的期待。

學校對孩子各方面的發展具有相當的影響。除了學校中對孩子思考的訓練外，在家中應盡可能唸書給孩子聽，和孩子對談，傾聽孩子的心聲，並盡量參與孩子的相關活動，培養共同嗜好，和孩子共同成長。此時的孩童容易屈服於同儕壓力，抗拒力薄弱的孩子容易受他人影響，而出現不良行為。父母親不但要注意孩子的行為，也要嘗試去瞭解這些行為背後的原因，給孩子最需要的幫助。

兒童期的孩子會比較同儕中哪個小朋友跑得快、哪個小朋友跳得高、誰最會踢足球、誰扯鈴的技術最好……，這告訴我們孩子開始注意起自己的身體了。如果這個年齡階段的孩子不是從小就接受 FJM 足部反射健康法，一定要告訴他為什麼要接受這個健康法，接受這個健康法對他的身體有什麼好處。

在良好的溝通中讓孩子接受這個健康法，使孩子對健康能有完整的概念，進而減少不必要的針、藥使用，強化孩子本身的自癒能力，是父母親撫育孩子成長過程中的重要課題。

Chapter 1

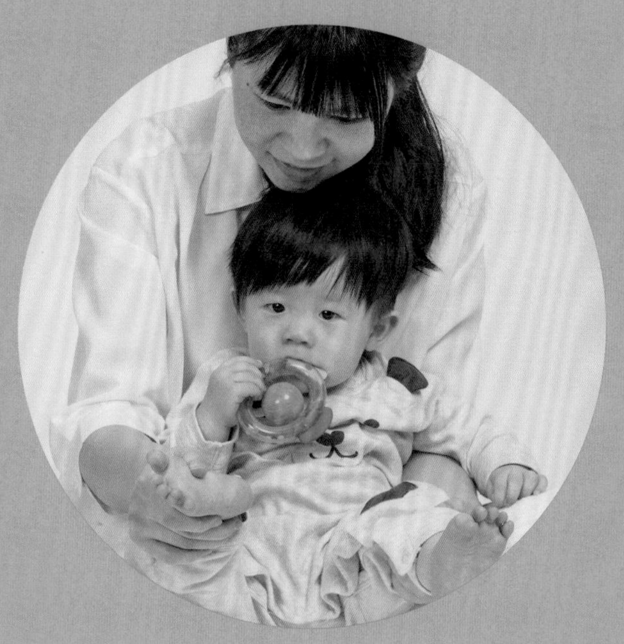

如何為我們的孩子施作足療

為孩子施作足療的原則

「足療」是不是按摩呢？

華人一般傳統觀念認為：小孩子最好不要按摩。「足療」是不是按摩呢？

吳若石神父將「足部反射健康法」引進台灣時，因為對中文的理解還不夠深入，因此媒體在報導這種新式健康法時，使用了「腳底按摩」這個名稱，後來也被一般人廣泛使用。

既然「腳底按摩」中出現了「按摩」兩個字，那就不能使用在小孩子身上了，這個誤解使許多父母擔了不必要的心。

其實「吳若石神父足部反射健康法」是反射療法，不屬於按摩的範疇。

直接在痠痛的部位，施以按、摩、推、拿等手法，以解除肌肉的痠痛狀況，這是「按摩」；在足部刺激反應區施作足療，以解決身體肢體、臟、腑及其他組織相關問題的方法，是「反射療法」。

兩者之間手法不同、施力不同、施作位置不同，目的也不相同，如下表：

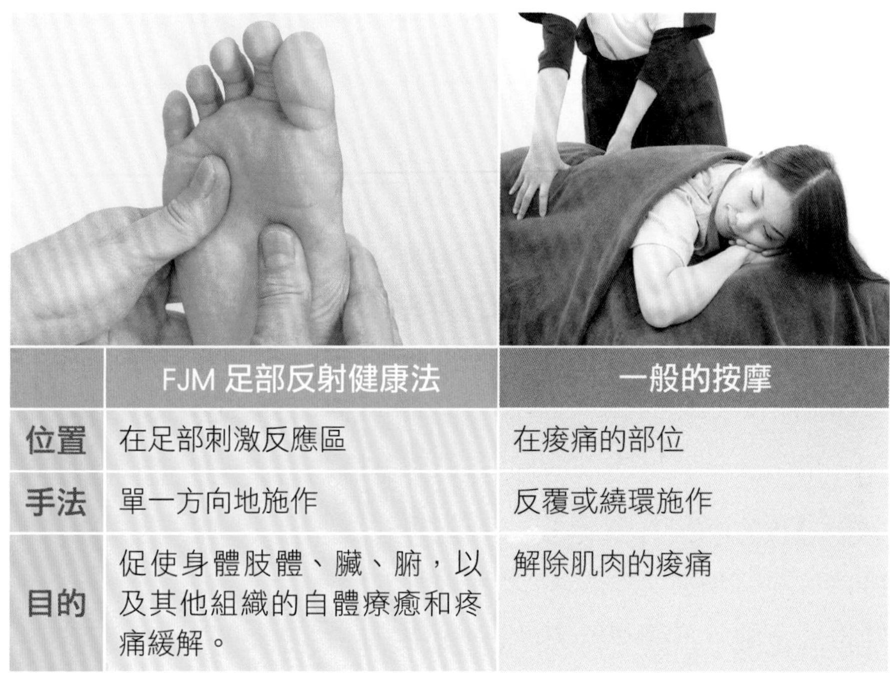

	FJM 足部反射健康法	一般的按摩
位置	在足部刺激反應區	在痠痛的部位
手法	單一方向地施作	反覆或繞環施作
目的	促使身體肢體、臟、腑，以及其他組織的自體療癒和疼痛緩解。	解除肌肉的痠痛

在世界各地有很多兒童接受 FJM 足部反射健康法的成功案例，在此不再贅述。為孩子施作 FJM 足部反射健康法時，有以下一些原則。

要有整體治療的觀念

「吳若石神父足部反射健康法」講求先整體施作，再重點加強，這是最有效的足療施作方式。如果只針對某一反應區施作，通常效果沒那麼顯著，原因就在於「身體是整體的」這個概念。依據中醫五臟五行間的關係，身體中任一器官組織產生問題，必會影響其他器官組織的運作（請參考拙作《足療自癒》一書）。

適宜的施作時間

成人接受「足部反射健康法」一般約在 30 到 40 分鐘。小孩子的身體還在發展中，接受足療的時間當然不能比照成人，愈小的孩子時間愈短。

一般而言，為嬰兒施作足療的時間在 5 到 10 分鐘之間；幼兒則為 10 到 20 分之間；兒童的施作時間約在 20 到 30 分鐘間完成。

輕柔為主不下重手

為 2 歲以下的嬰兒施作足療時，基本上只用手施作，不使用操作棒，而且是使用手指腹等較柔軟處施作。

為 2 到 6 歲的幼兒施作足療時，也是使用輕柔的手法，但會視幼兒的體重及身體狀況，部分利用到指腹前端，稍微加強力度施作。

為 6 到 12 歲的兒童施作足療時，基本仍以徒手為主，操作棒為輔。現在的兒童因營養較佳，體格發育比以前好很多，部分國小五、六年級發育較快的兒童，雙腳已不比大人的小，為這樣的孩子施作足療時，原則上以成人的方法施作，但手法仍以輕柔為主。

在玩耍中讓孩子接受足療

和孩子玩耍的過程中，讓孩子慢慢接受雙腳即將接受足療，孩子或許不明瞭什麼是足療，只知道爸媽會在他的腳上玩遊戲，只要讓孩子認為這是玩耍的一部分就行了。這個以孩子的腳為主體的遊戲過程，吳若石神父認為是非常重要而必須的，父母親千萬要有耐心。

以下分別就嬰兒、幼兒，及兒童的施作法逐一說明。

嬰兒

父母逗弄嬰兒是件快樂的事，看著孩子天真的笑容，可以消除一天在外工作的勞苦。父母與嬰兒之間的玩耍，是嬰兒成長過程中不可或缺的一部分，不僅有利身體的活動成長，更是嬰兒感受愛與安全的重要時光。在充滿愛而且感覺安全的環境中成長的孩子，將來更能領受及實踐愛。

自我的身體是嬰兒最初始的玩具。他們會掰手指頭玩、吸吮腳趾頭，透過各種擺弄和玩耍認識自己的手腳和身體。父母親在這時和孩子玩，如果把重點放在嬰兒的腳上，孩子通常會很樂意，只要你不把他弄得太不舒服，些許的疼痛會被孩子認為是遊戲的一部分。這就是我們強調的重點：在玩耍中讓孩子習慣玩腳，進而喜歡父母為他做足療。這是開始嬰兒足療的第一步，卻也是最重要的一步。

幼兒

如果孩子從嬰兒時期就開始接受足療，那到了幼兒時期通常也因習慣而持續。但如果幼兒是初次接受足療，或是嬰兒時期曾經接受，可是並沒有經常施作的話，那就視同初次接受足療。

「讓幼兒喜歡父母為他做足療」依然是為幼兒時期的孩子施作足療最重要的一件事，而以遊戲的方式作為暖身，讓幼兒在心理及身體上接受即將「施作足療」這件事。

施作足療會感到有些痠痛，但只要幼兒能夠忍受，甚至鼓勵幼兒忍受，幼兒大多能接受。不過千萬不要急，父母因為急於見到足療在幼兒身上發揮效果，忽略了這個步驟，結果在沒有預期下出現的疼痛，容易使幼兒害怕足療，甚至拒絕足療，再也不接受足療，那就是最糟糕的結果了。在為幼兒洗澡或共浴時，是引導孩子接受足療的好時機之一。

兒童

這個階段的孩子開始懂事了，所以千萬不能用哄騙的方式讓孩子做足療，如果過程又不為孩子所喜歡，那麼孩子絕不會上第二次當，從此不接受足療，這樣的結果是我們不願意見到的。

請清楚地向孩子說明足療是什麼，同時告訴他為什麼要這麼

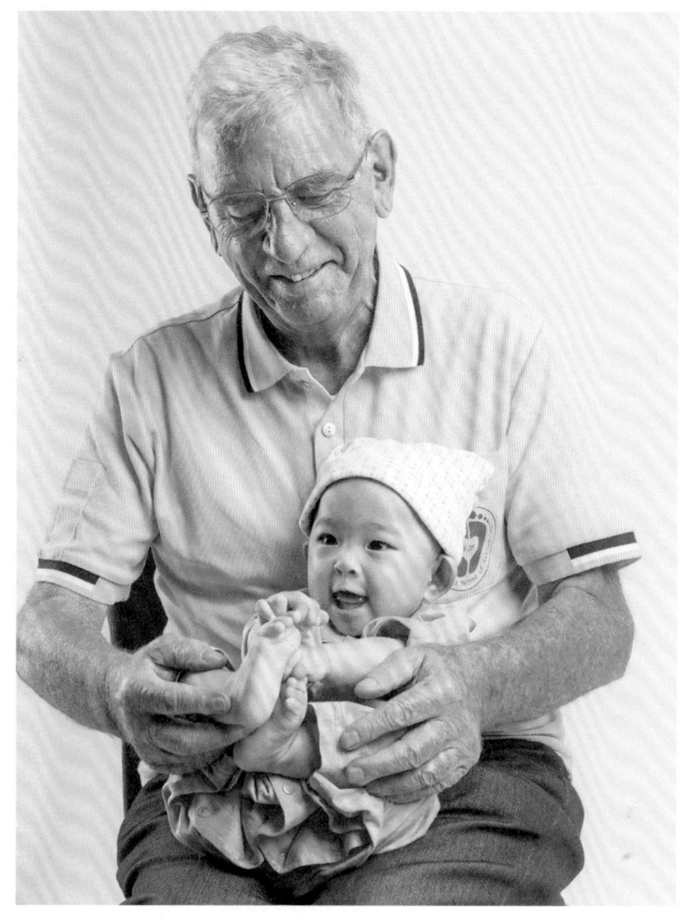

做，在足療的過程中會有一些疼痛，這對他身體的某些狀況有好處。不是愈痛愈好，經由不斷地讚美，鼓勵孩子勇敢地接受可以忍受的疼痛。通常，這樣完整的溝通會有良好的效果。

讓孩子經常看到父母接受他人的足療服務，是引導孩子接受足療的好方法。這個階段的孩子容易模仿父母的行為：大人接受足療，所以他也要做足療。每個孩子的個性不同，我們也見過性格比較叛逆的兒童，結果父親使用激將法，輕易就使孩子就範了。

為孩子施作足療的準備工作

父母可以為自己的孩子選擇一位適合的足療師傅，當然能親自為孩子施作足療那更好。有些父母擔心自己的功力不夠，不能幫自己的孩子帶來足療的好處。

本書的目的，就是把為「孩子」施作足療的方法，清楚地寫下來，父母每天按圖施作，也能達到些許的效果。

然後，每一到二週再帶孩子給合格的足療師傅施作，既符合經濟，效果也很好。

如果父母能參加「**吳若石神父足部反射健康法**」基礎班的課程那就更好了。以下針對為嬰、幼兒施作這個健康法時須注意的事項：

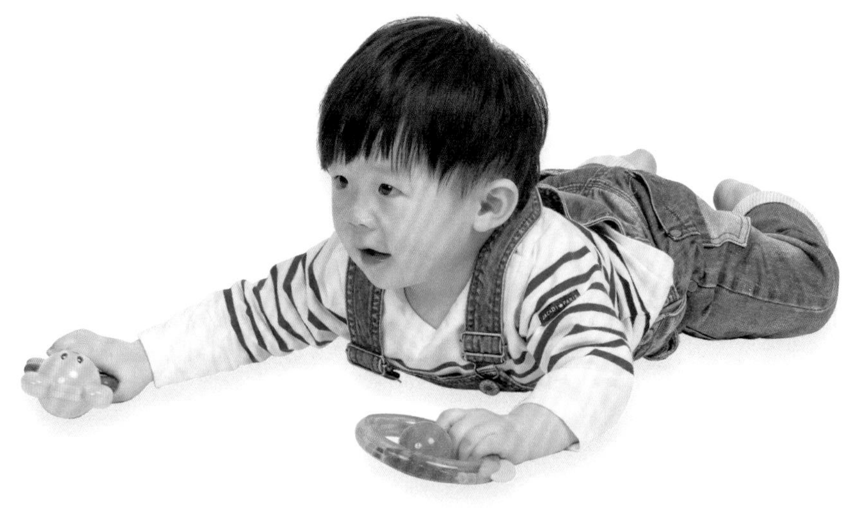

一、徹底清洗雙手、修剪指甲。剪完指甲後，要用指甲銼刀修整，使指甲邊緣沒有稜角，手指甲邊有一些較硬的表皮，有可能刮傷嬰幼兒細嫩的肌膚，要仔細地清除。然後，用肥皂或清潔液徹底地清潔雙手，最後再以濃度 75% 的酒精為雙手做最後的清潔工作。

二、不可配戴手錶、戒指、手鐲等物品，以免傷到嬰、幼兒。

三、最好穿袖口無配件的衣服。若穿長袖時，袖口最好不要有袖扣等硬物。

四、可以不用戴手套施作。

五、準備溫暖、舒適的施作環境，最好是嬰、幼兒熟悉的環境。

六、可使用嬰兒油，或是孩子常用的潤膚乳液，當施作健康法時的潤滑油脂。

七、可播放孩子常聽而且能讓他安靜下來的音樂。

八、可在孩子用過餐後 30 分鐘施作。

九、最好是父母一起為孩子施作足部反射健康法，或參與足療師傅的施作。

為嬰兒（0 歲至 2 歲）施作足療的動作要領

為嬰兒施作足療時，只能使用拇指和食指指腹等較柔軟處施作，絕對不使用操作棒或其他堅硬的工具。和成人施作足療相比，為嬰兒徒手施作足療時，在手法上，不能有用力摳拉的動作；使用最多的手法是「按壓法」、「推法」、「夾拉法」、「食指腹按拉法」。

・按壓法・

施作方法 以拇指指腹前半段定點按住足部一處，餘指固定足部。

嬰兒：腳底部。

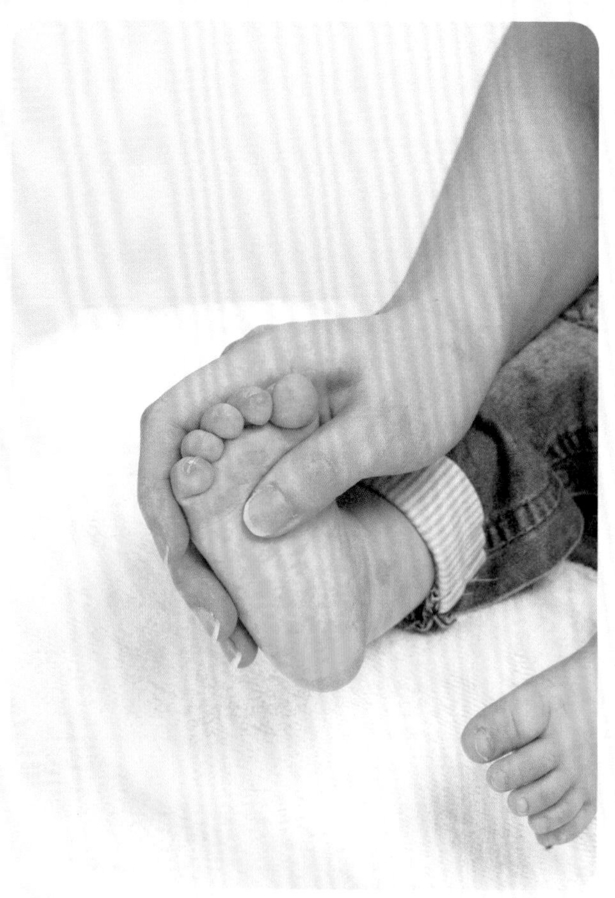

‧推法‧

施作方法

手指第二、三、四、五指包覆住固定足部一側，會讓孩子有安全感。再將拇指指腹放在足部另一側，以拇指指腹輕柔的力量向足部按壓後，推行至定點。

宜施作處

嬰兒：腳背、腳內側、腳外側、腳底部。

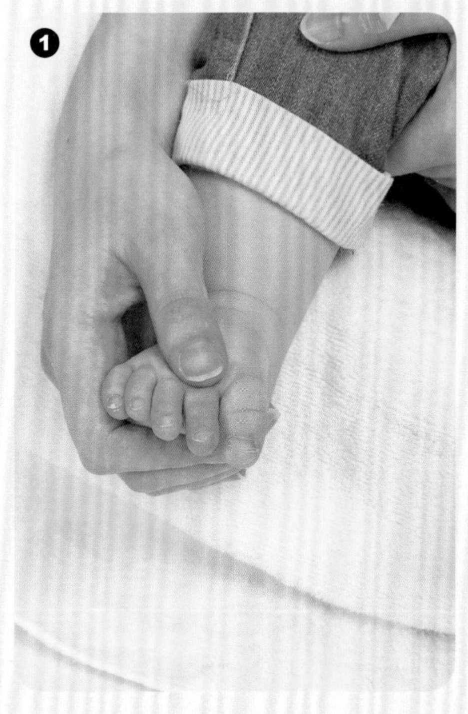

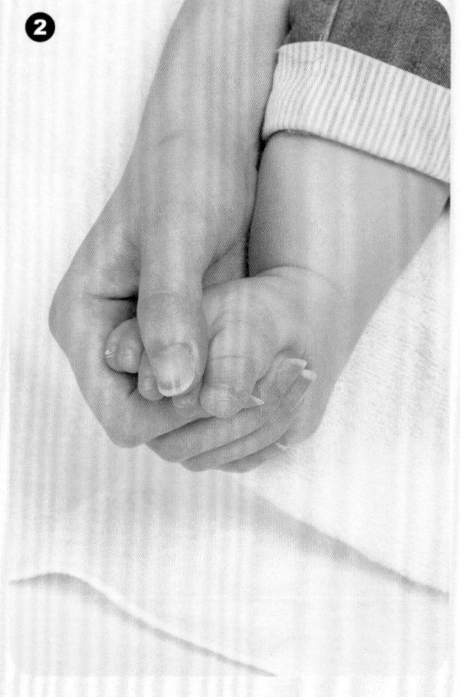

♥ Step by Step ♥

• 夾拉法 •

以拇指及食指指腹，夾住足部兩側後，再以輕柔的力量平均地向後拉出。

宜施作處 嬰兒：腳趾、腳踝部、腳底部。

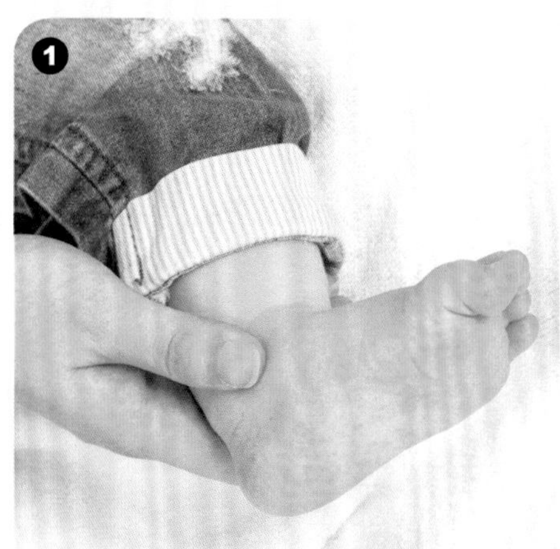

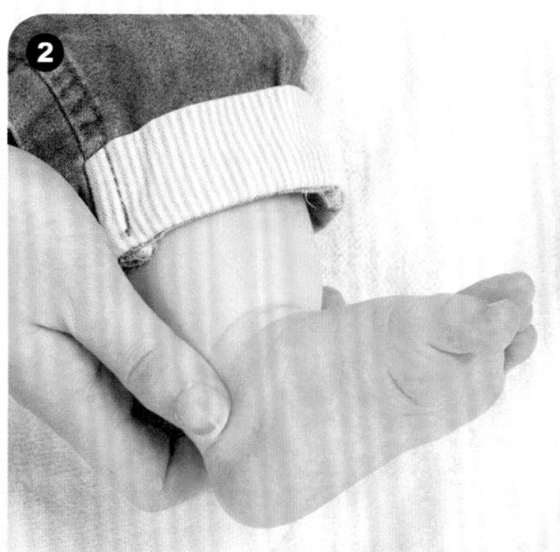

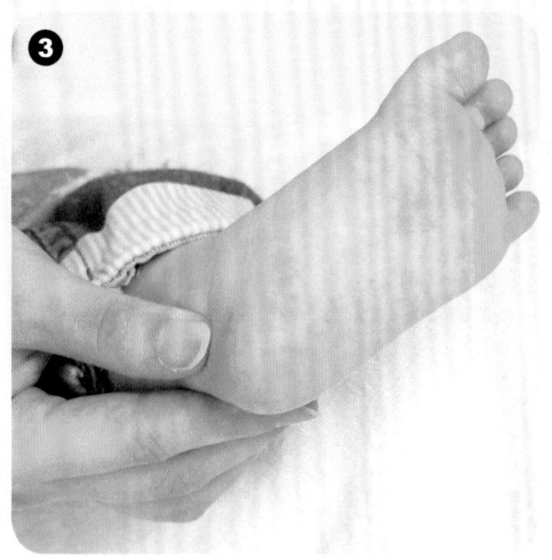

・食指腹按拉法・

施作方法 拇指於足部一側為固定點。食指指腹於足部另一側，用食指指腹以輕柔的力量按住，後拉至定點。

宜施作處 嬰兒：腳拇趾、趾根部、趾背部、腳背部。

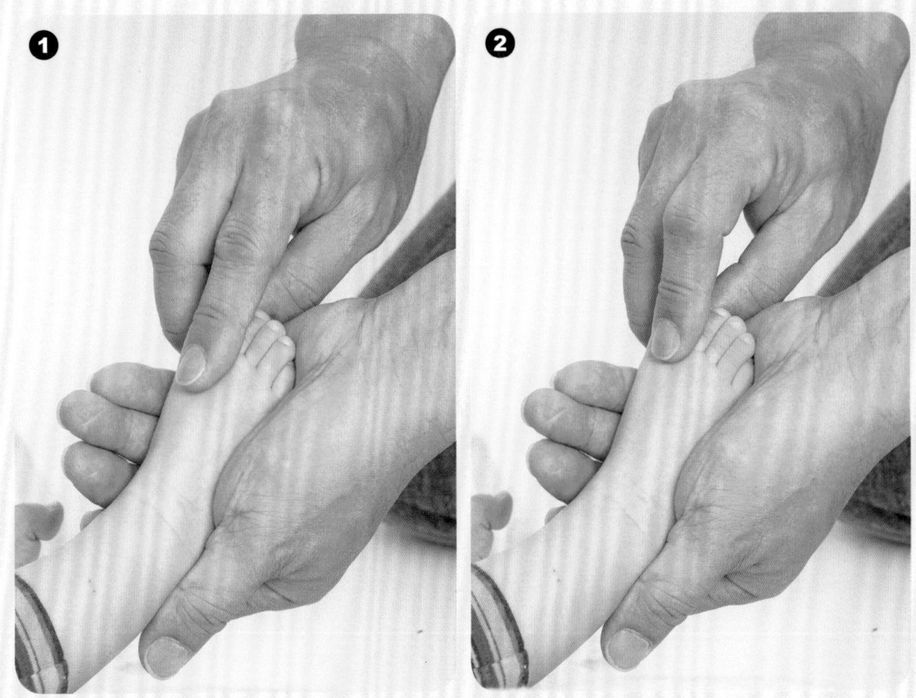

♥ Step by Step ♥

・拇指腹按拉法・

施作方法 食指以足部一側為固定點。拇指指腹於足部另一側，以輕柔的力量按住，後拉至定點。

嬰兒：腳拇趾、趾根部、趾背部、腳背部。

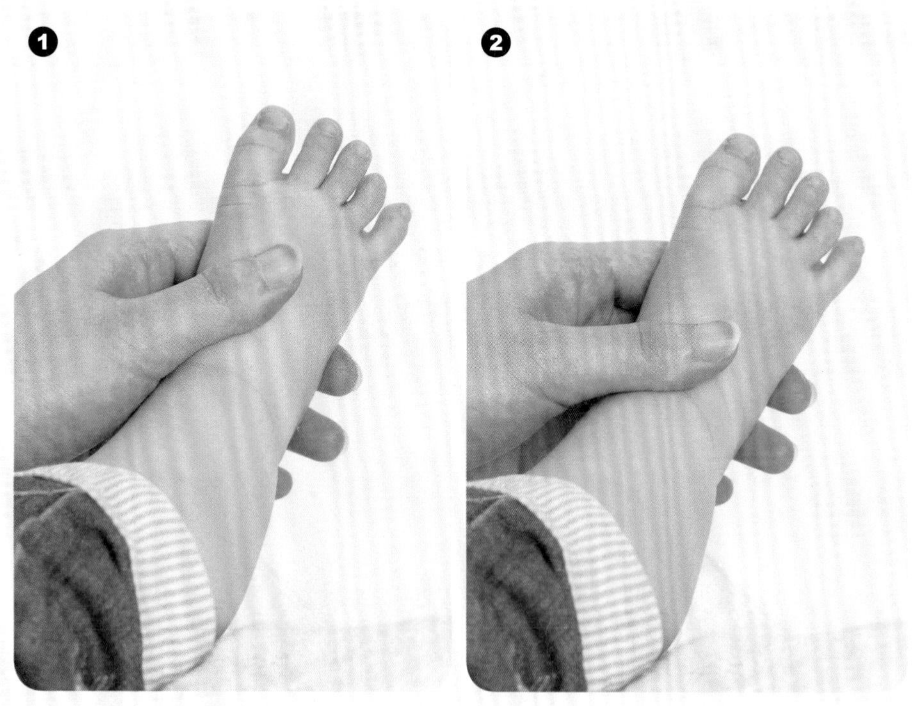

♥ Step by Step ♥

嬰兒（0 歲至 2 歲）足部反射健康法施作準備

清潔、衛生

一般而言，還在襁褓中的嬰兒，足部大都清潔可愛。這裡所謂的清潔及衛生與成人足療的不同之處，在於強調施作者自身的清潔衛生工作，避免施作者本身的不清潔，帶給嬰兒不良的影響。因此，在開始施作之前，施作者必須先將自己的雙手做好清潔工作，包括：修剪指甲、硬皮，並用酒精清潔。

觀察、溝通

施作足部反射健康法之前，要觀察嬰兒的足部，包括：皮膚、形狀等。父母親自己為嬰兒施作足療，自然清楚自家孩子的狀況；若是為他人的嬰兒施作足療，因嬰兒無法表達意見，所以施作者溝通的對象會是嬰兒的父母或照顧者，以實際照顧嬰兒而且瞭解嬰兒身體情況的人，為最佳溝通對象。

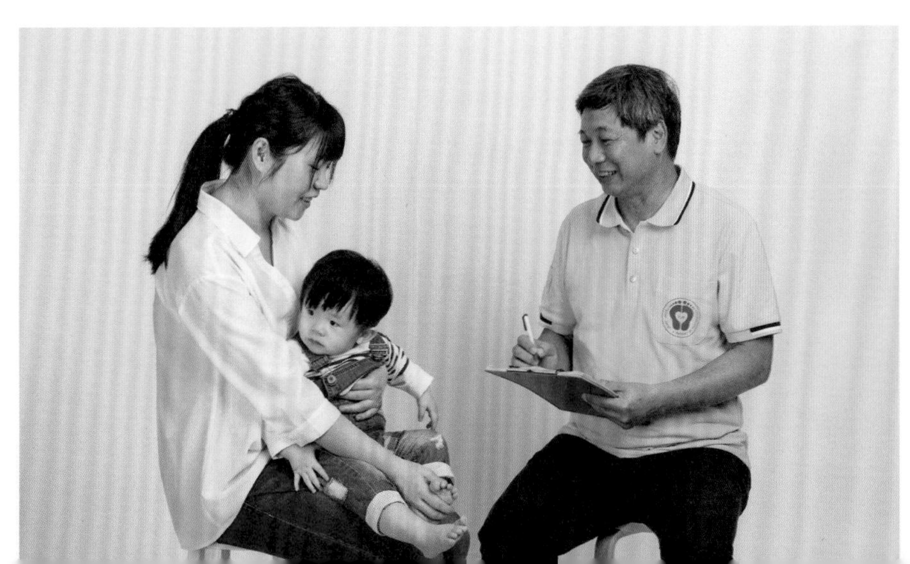

部，同時達到活動嬰兒雙腳的暖身目的。

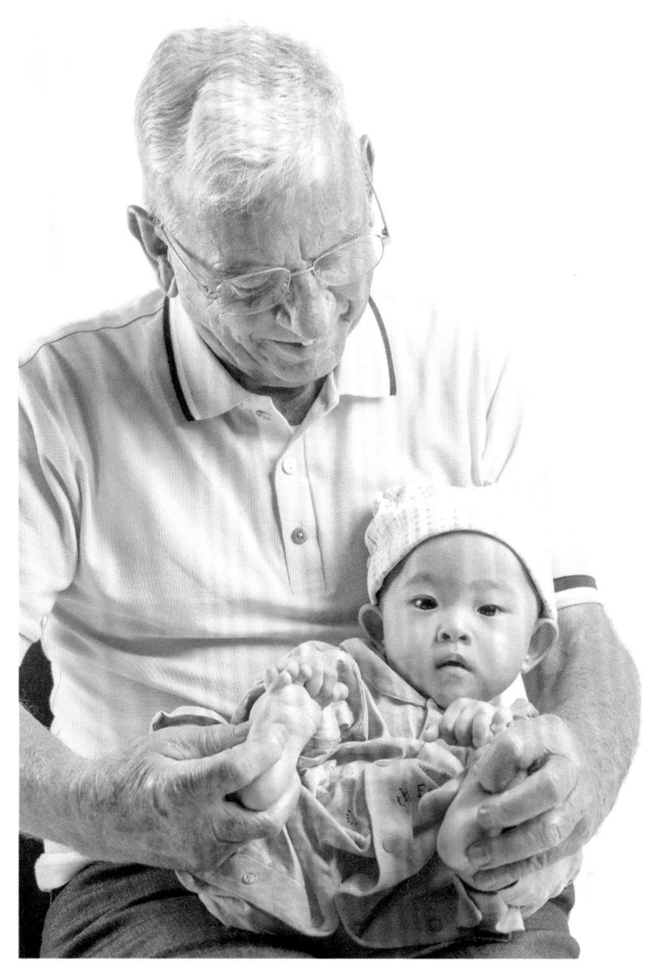

暖身

以和嬰兒玩耍、逗弄嬰兒的方式，讓嬰兒熟悉眼前的施作者，以及習慣施作者雙手的觸感、溫度，進而願意讓施作者觸摸其腳部，同時達到活動嬰兒雙腳的暖身目的。

嬰兒（0 歲至 2 歲）足部反射健康法施作步驟

先在左腳施作步驟 1 至 8，再換右腳施作步驟 2 至 8。

以下動作為父母親其中一位抱嬰兒，另一位操作的模式，來敘述施作步驟：

・1 乳液潤滑・

以嬰兒油或嬰兒習慣使用的皮膚油膏，均勻塗抹於施作者的雙手，經由施作的過程產生潤滑的作用。不要將潤滑油膏直接塗抹在嬰兒的腳上，以免嬰兒受到不必要的驚嚇。

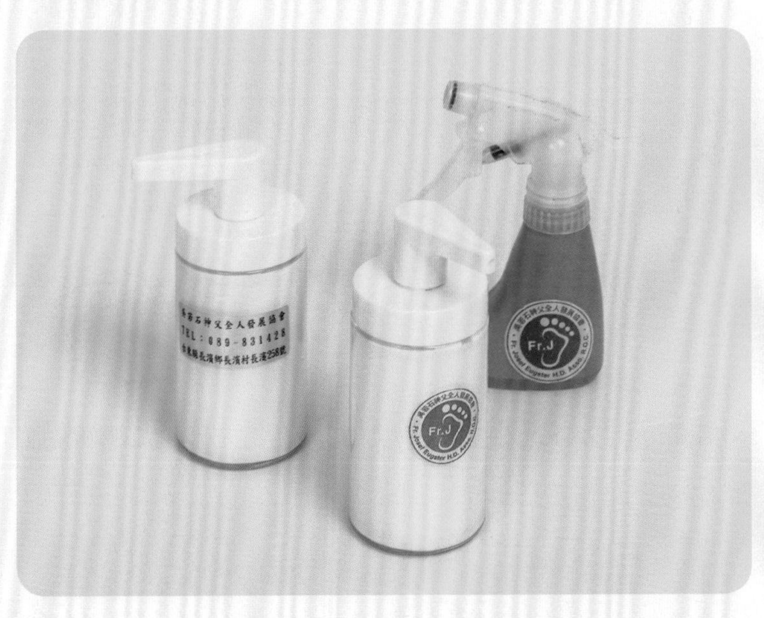

• 2 按壓腳趾腹 •

施作者的食指以腳趾背為固定點。拇指指腹同時覆蓋住腳趾腹、趾頭根部，以適當的力量按住後，推往趾尖。每一根腳趾都要操作到，尤其著重於腳拇趾。

目的：協助孩子腦部、眼、耳的健全發育。

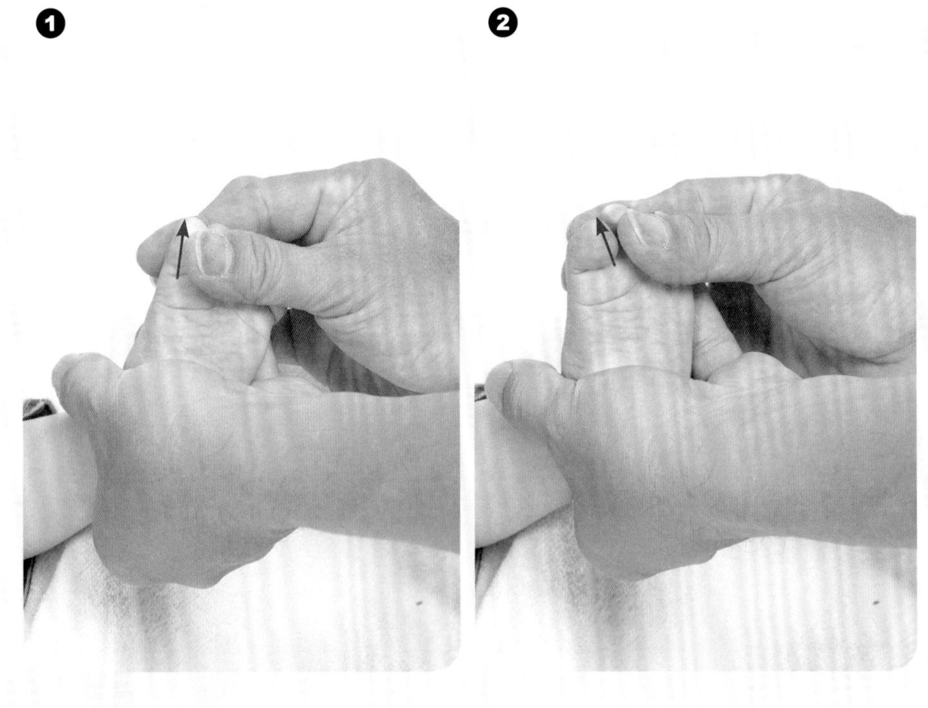

♥ Step by Step ♥

• 3 按壓腳趾背 •

施作者的食指指腹置於腳趾底部為固定點。拇指置於腳趾背，以適當的力量按住後，由趾背根部推往趾尖。每一根腳趾背都要操作到，尤其著重於腳拇趾背。

目的：協助孩子扁桃腺、聲帶、喉頭、齒、顎的發育，緩解孩子發燒與喉嚨痛的不適，並增加孩子的免疫力，及緩解氣管、喉頭的不舒服。

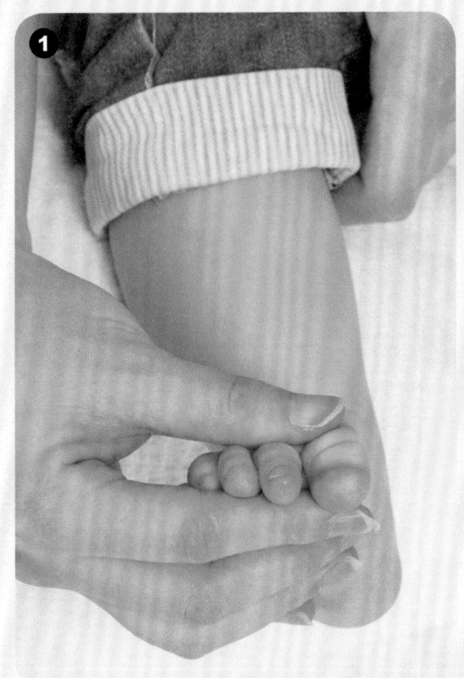

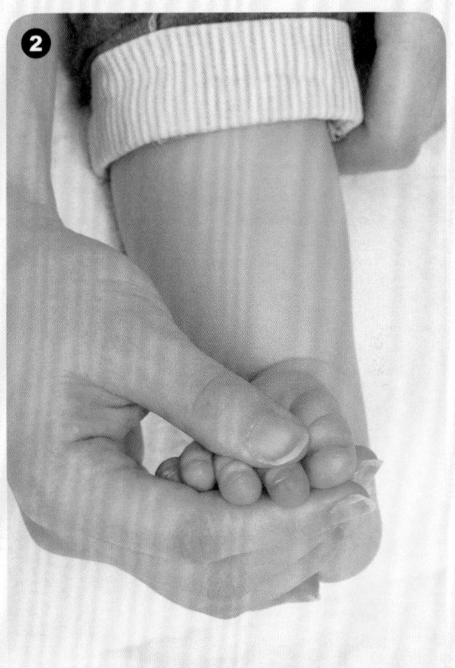

♥ Step by Step ♥

• 4 腳內側部 •

施作者第二、三、四、五指包覆固定住腳外側部。另一手拇指指腹在腳內側邊，從腳拇趾根部推往腳跟。

目的：強化孩子的脊椎發展。

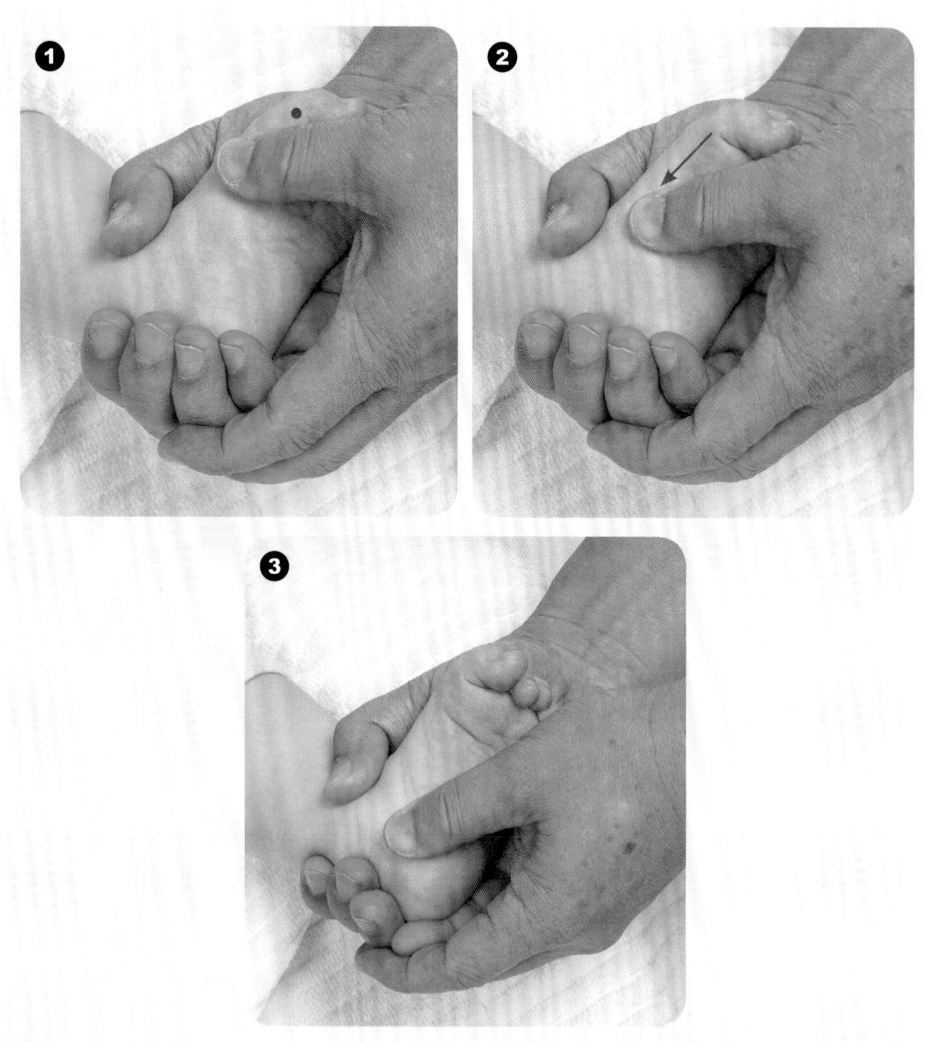

• 5 腳背部 •

一手扶著腳跟。另一手以拇指置於腳底，食指和中指置於腳背，上下夾住嬰兒腳掌，向腳尖方向拉出。

目的：增加孩子的免疫力；緩解氣管、喉頭的不舒服；協助孩子上、下顎及牙齒的健全發育。

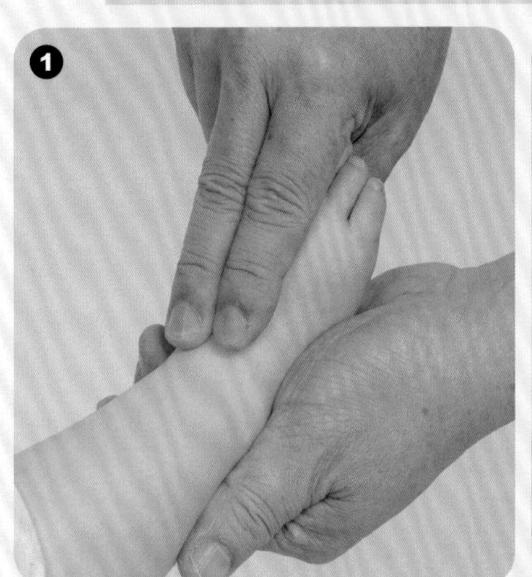

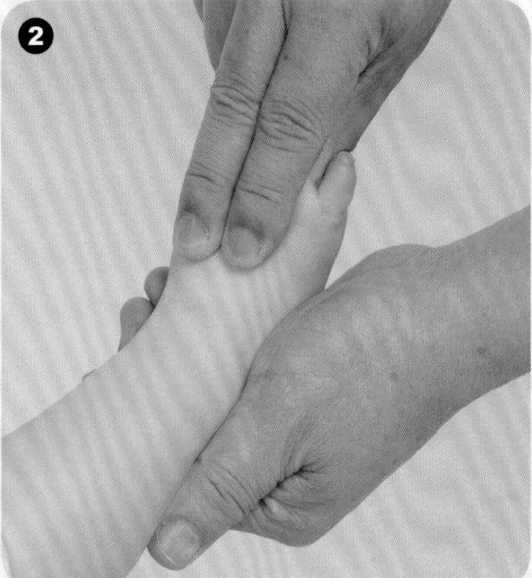

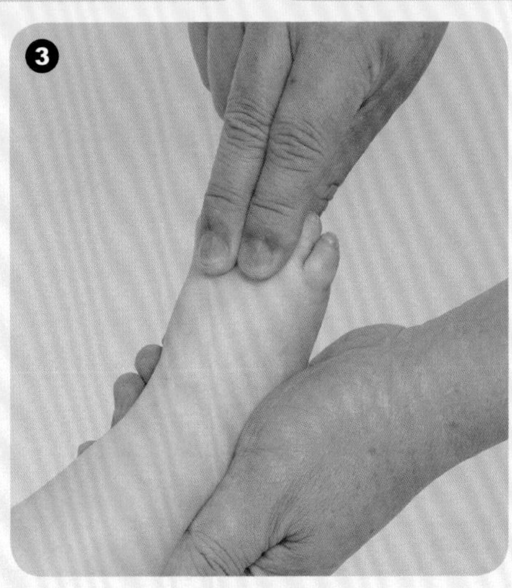

・6 腳外側部・

施作者第二、三、四、五指固定住腳內側。另一手拇指指腹在腳外側邊，從腳小趾推往腳跟方向。

目的：協助孩子上、下肢關節及骨骼的發展。

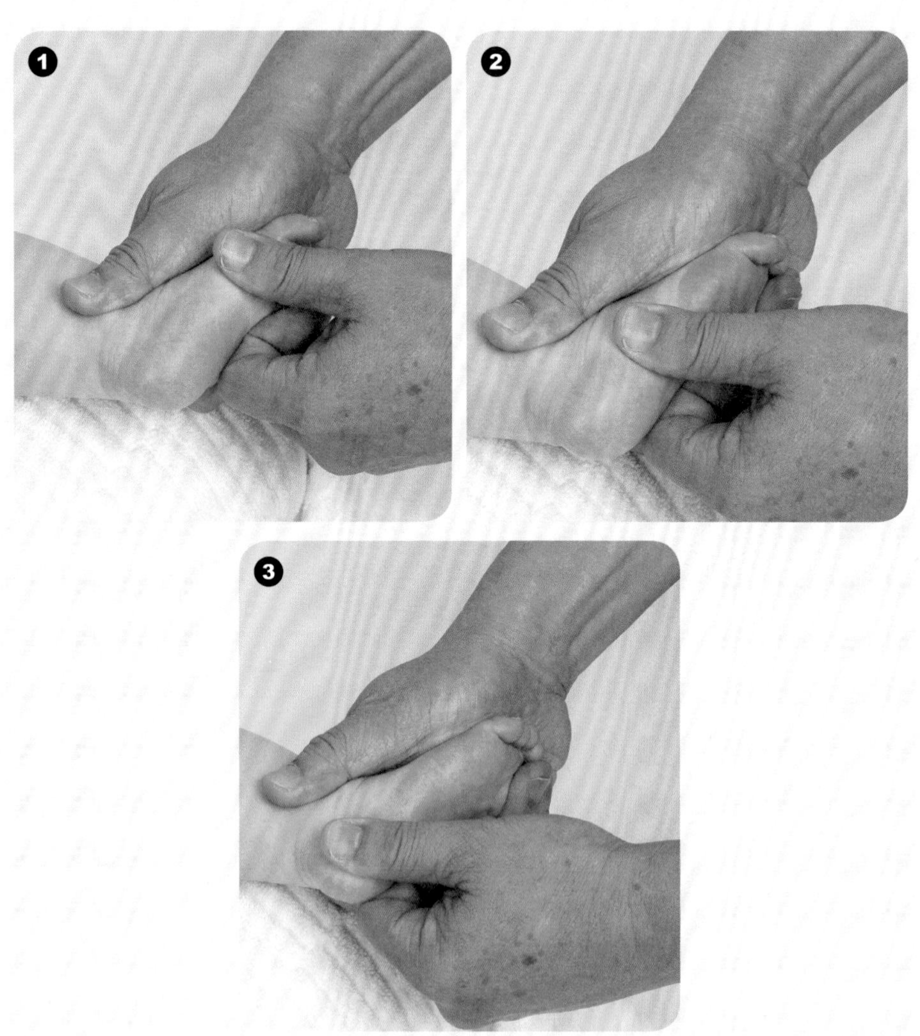

• 7 腳踝部夾拉 •

拇指及食指指腹分別置於內、外踝骨下方，由腳後跟的內外兩側，向腳後跟的方向夾拉。

目的：協助孩子的生殖泌尿系統順利正常發展。

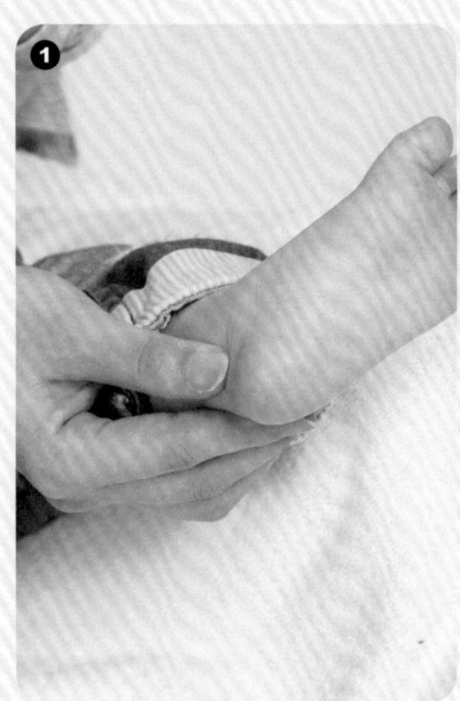

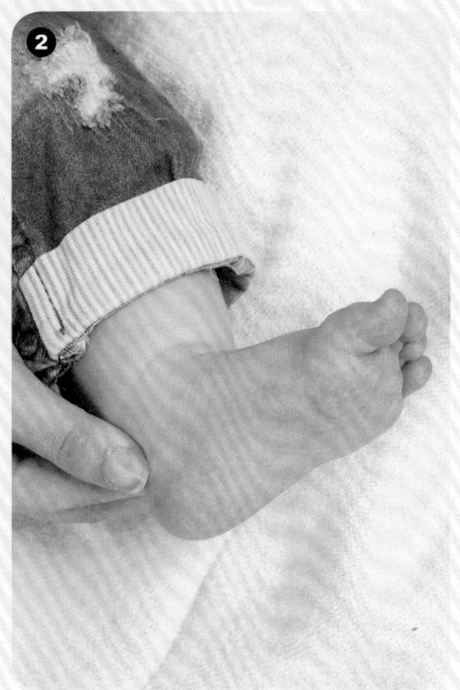

♥ Step by Step ♥

• 8 腳底部 •

把腳底從中央分為上、下兩部分：

(一)上半部：施作者二、三指固定於腳背部。拇指指腹置於腳底，輕柔地從中央線推往腳趾根。

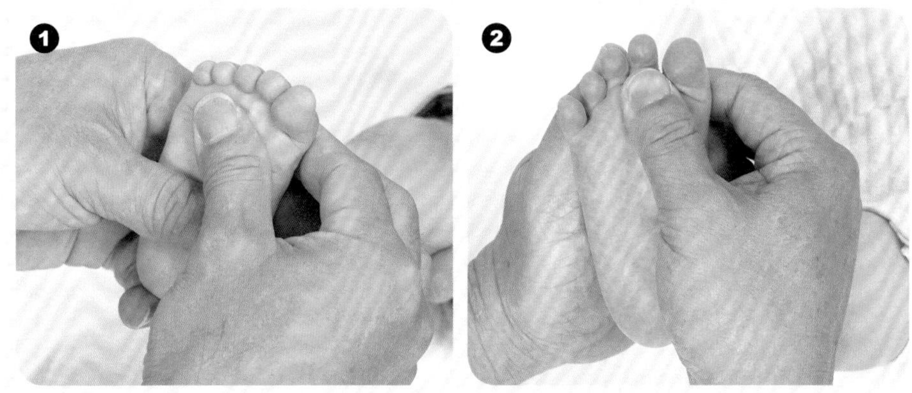

(二)下半部：施作者二、三指固定於腳背部。拇指指腹置於腳底，輕柔地從中央線推向腳跟部。

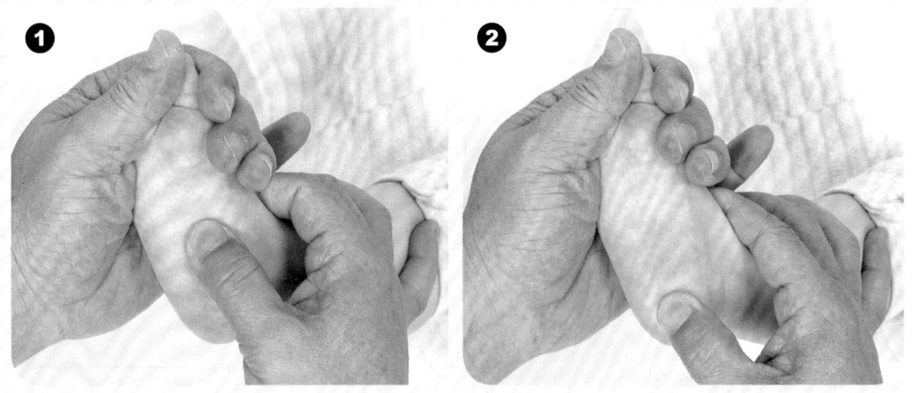

目的：舒緩孩子心、肺、腸、胃等器官的不舒服；增強孩子的吸收、消化能力，協助排泄順暢；促進臟器健全發展，以及生殖系統的正常發育。

左腳做完後，以同樣順序由步驟 2 至 8 施作右腳。

為幼兒（2 歲至 6 歲）施作足療的動作要領

・按壓法・

施作方法 以拇指指腹前半段，定點按住足部一處，餘指固定足部。

宜施作處 幼兒：腳底部。

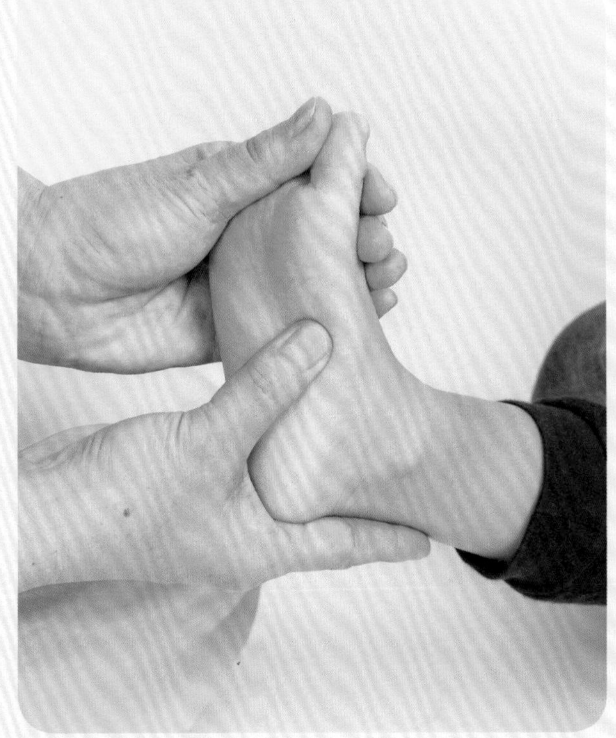

·推法·

施作方法

手指第二、三、四、五指包覆固定住足部一側，會讓孩子有安全感。再將拇指指腹置於足部另一側，以拇指腹適當的力量向足部按壓後，向前推行至定點（操作時拇指關節不宜彎曲）。

幼兒：腳背、腳內側、腳外側、腳底部。

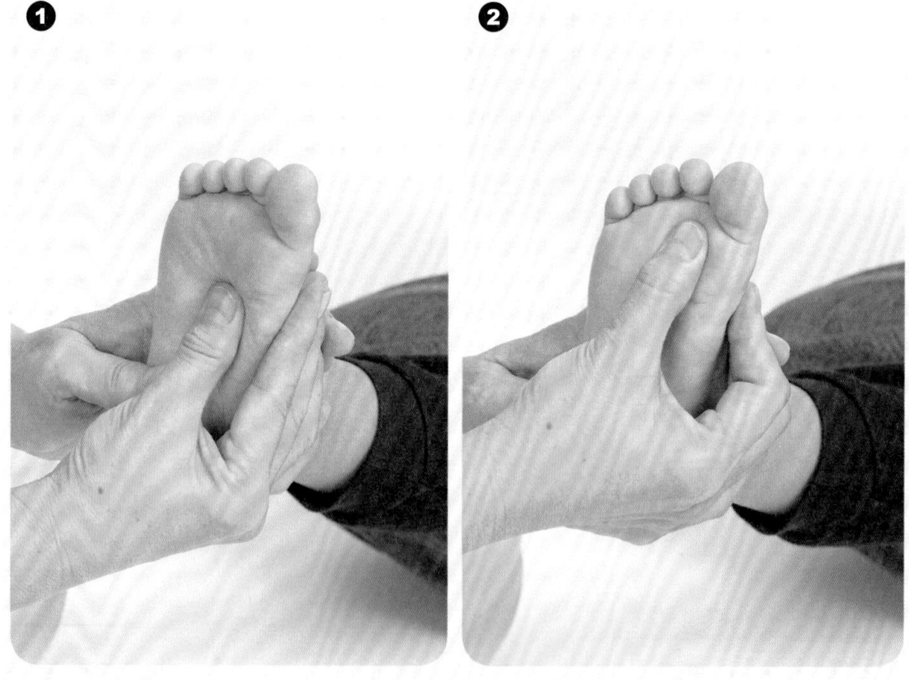

・夾拉法・

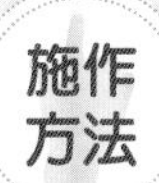
施作方法

以拇指及食指指腹，夾住足部兩側後，以適當的力量平均地向後拉出（對於較大的幼兒，操作時可將中指疊加於食指後）。

宜施作處

幼兒：腳趾、腳踝部、腳底部。

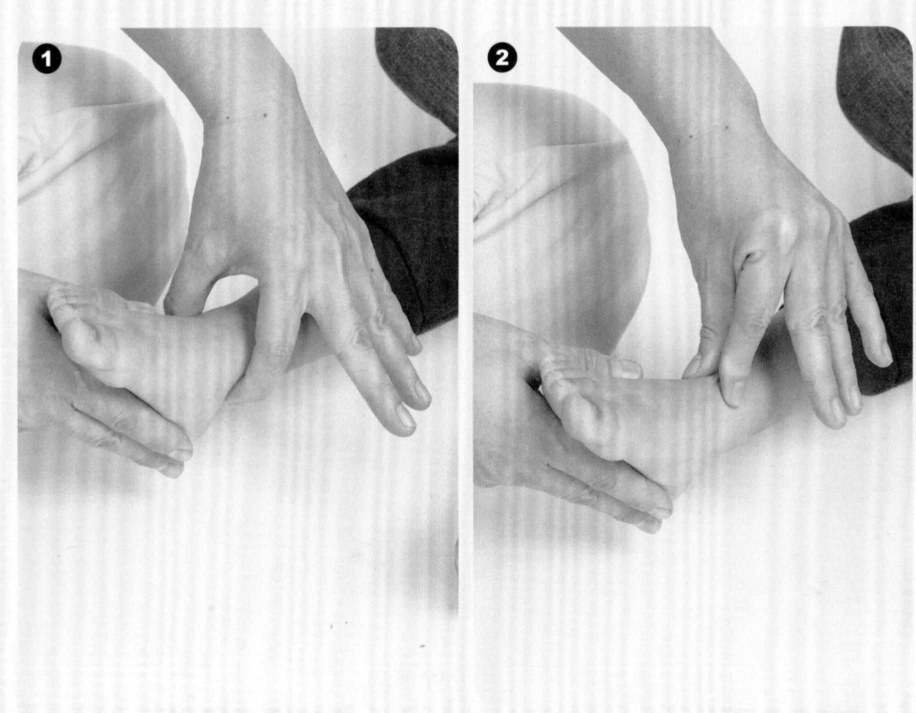

♥ Step by Step ♥

・食指腹按拉法・

施作方法　拇指於足部一側為固定點。食指指腹於足部另一側以適當的力量按住，後拉至定點。

幼兒、兒童：腳拇趾、趾根部、趾背部、腳背部。

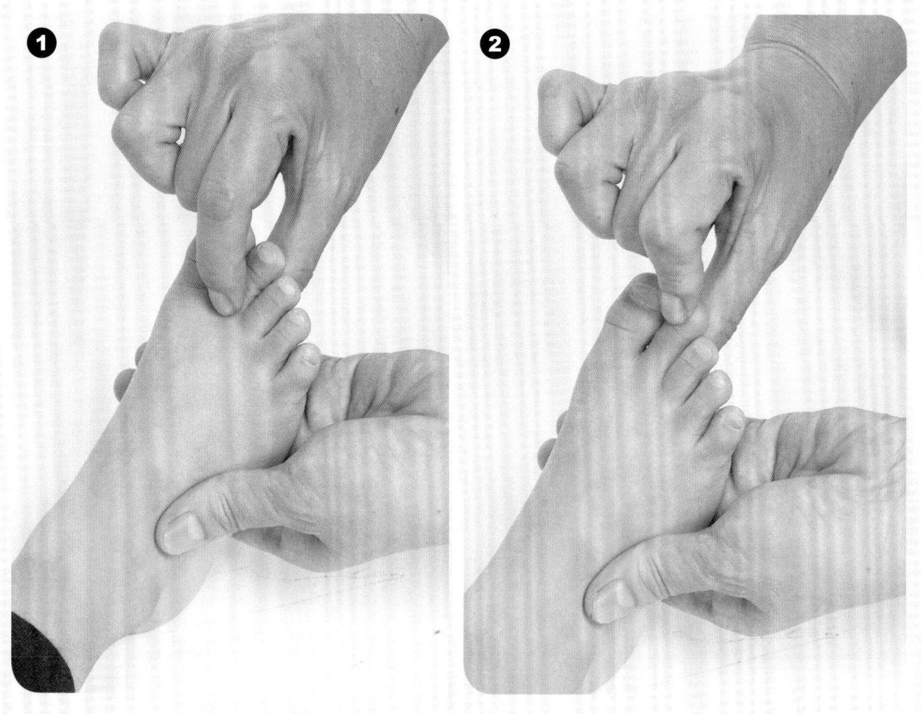

・拇指腹按拉法・

施作方法 食指於足部一側為固定點。拇指指腹於足部另一側以適當的力量按住，後拉至定點。

宜施作處 幼兒、兒童：腳拇趾、趾根部、趾背部、腳背部。

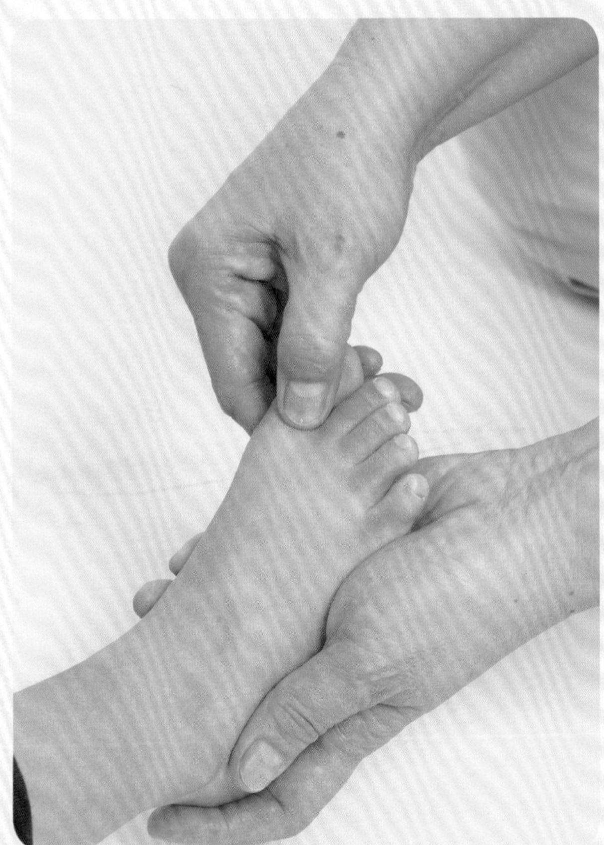

♥ Step by Step ♥

幼兒（2 歲至 6 歲）足部反射健康法施作準備

清潔、衛生

這時候，所謂的清潔及衛生與嬰兒足療的相同之處，在於施作者自身的清潔工作，避免施作者本身的不清潔，帶給幼兒不良的影響。此外，對於正在學習生活自理能力的幼兒，也可鼓勵他們在接受足療前，先自行洗腳，讓幼兒有參與這個活動的感覺，有助於幼兒足療的進行。

觀察、溝通

施作足部反射健康法之前，觀察孩子的足部，包括：皮膚、形狀等。可以先詢問幼兒，聽聽孩子自己對身體的感覺和看法。或許孩子還小，無法清楚表達身體的狀況，但透過觀察孩子口語表達的能力，可以讓施作者瞭解孩子發展的狀況。孩子實際照顧者的意見，可以作為孩子健康狀況的補充資料。

暖身

遊戲是幼兒的日常主要活動，以逗弄、玩耍的方式，讓孩子熟悉施作者的存在，以及習慣施作者雙手觸摸其腳部，同時達到活動孩子雙腳的暖身目的。這是不可或缺的步驟。

幼兒（2 歲至 6 歲）足部反射健康法施作步驟

先在左腳施作步驟 1 至 12，再換右腳施作步驟 2 至 12。

幼兒與施作者面對面的施作方式：

・1 乳液潤滑・

以嬰兒油或幼兒習慣使用的皮膚油膏，均勻塗抹於施作者的雙手，經由施作的過程產生潤滑作用。不要將潤滑油膏直接塗抹在幼兒的腳上，以免幼兒受到不必要的驚嚇。如果情況許可，可以試著用玩耍的方式，邀請幼兒一起做塗油的動作。

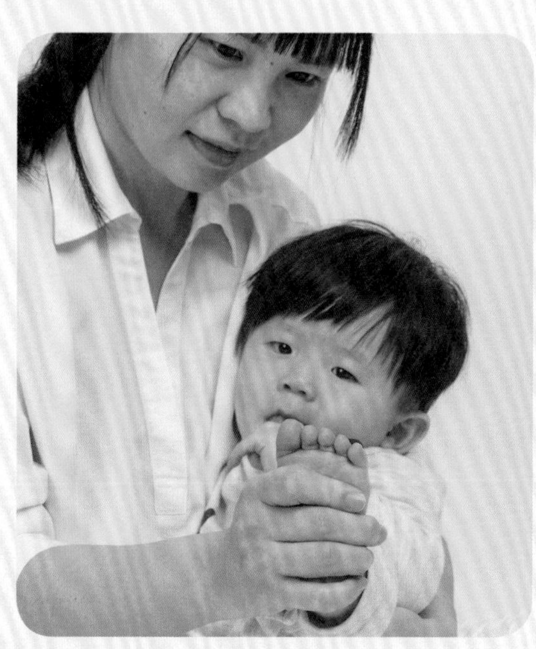

・2 推壓腳拇趾腹・

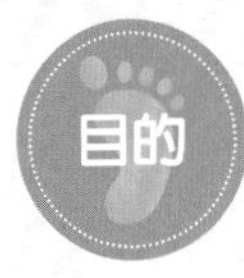

協助孩子腦部的健全發育。

施作方法 以拇指指腹來推壓腳拇趾底部，由腳拇趾腹基節（近趾根部）推到趾尖。

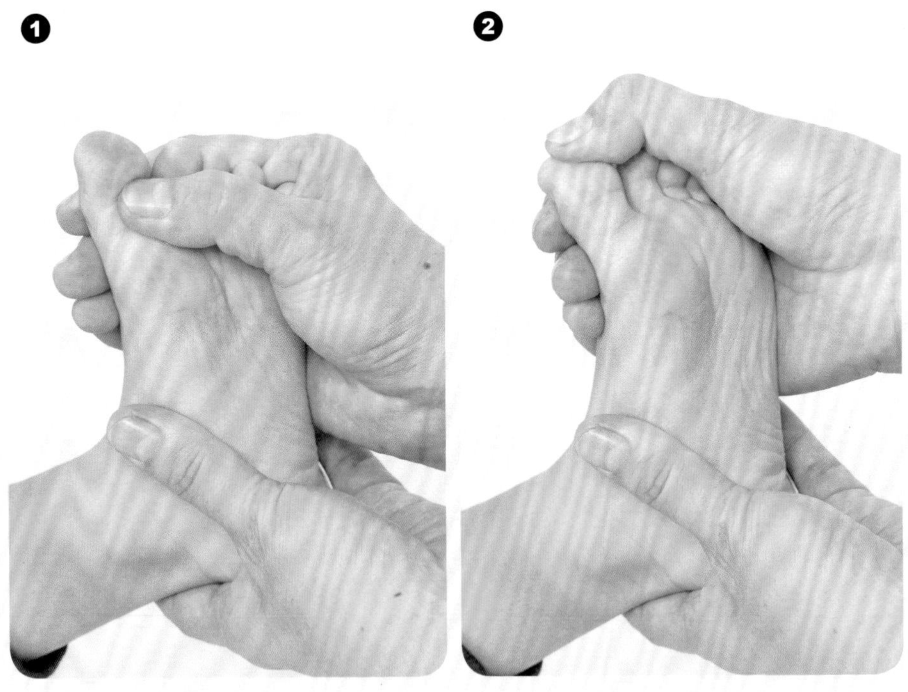

♥ Step by Step ♥

・3 壓拉腳拇趾背・

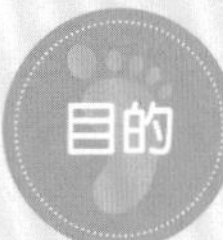

協助孩子扁桃腺、聲帶、喉頭、齒、顎的發育，並緩解孩子發燒與喉嚨痛的不適。

施作方法

以拇指指腹由腳拇趾背關節處，壓拉到腳趾甲。壓拉範圍包括腳拇趾側邊。

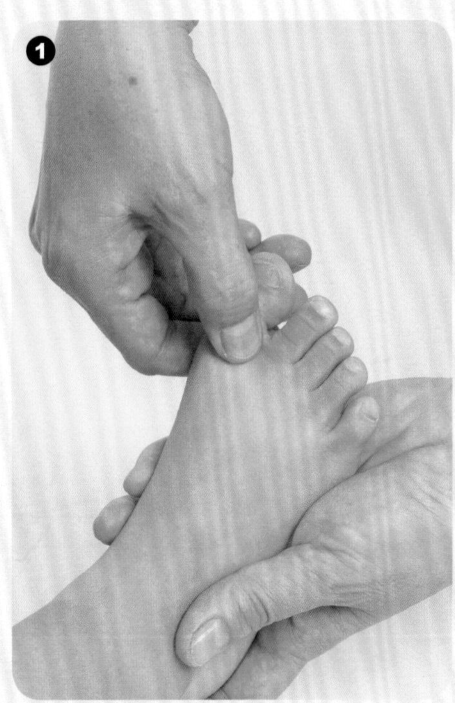

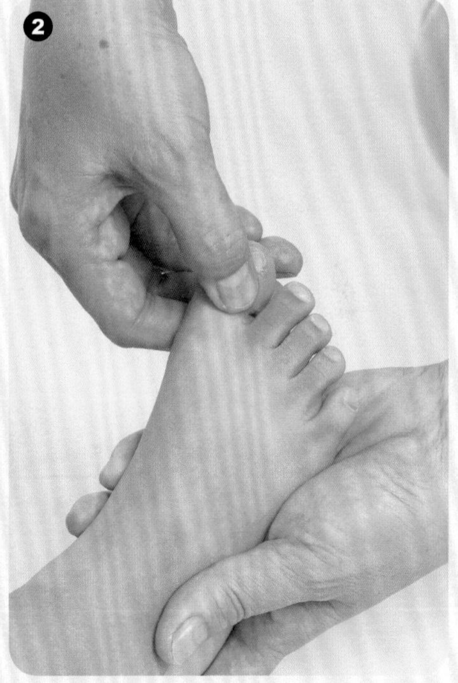

♥ Step by Step ♥

・4 夾拉第一趾縫・

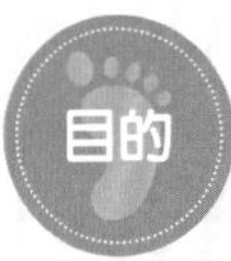

增加孩子的免疫力，及緩解氣管、喉頭的不舒服。

施作方法 食、拇指上下夾住第一、第二中足骨近心端相接處，從趾縫方向拉出。

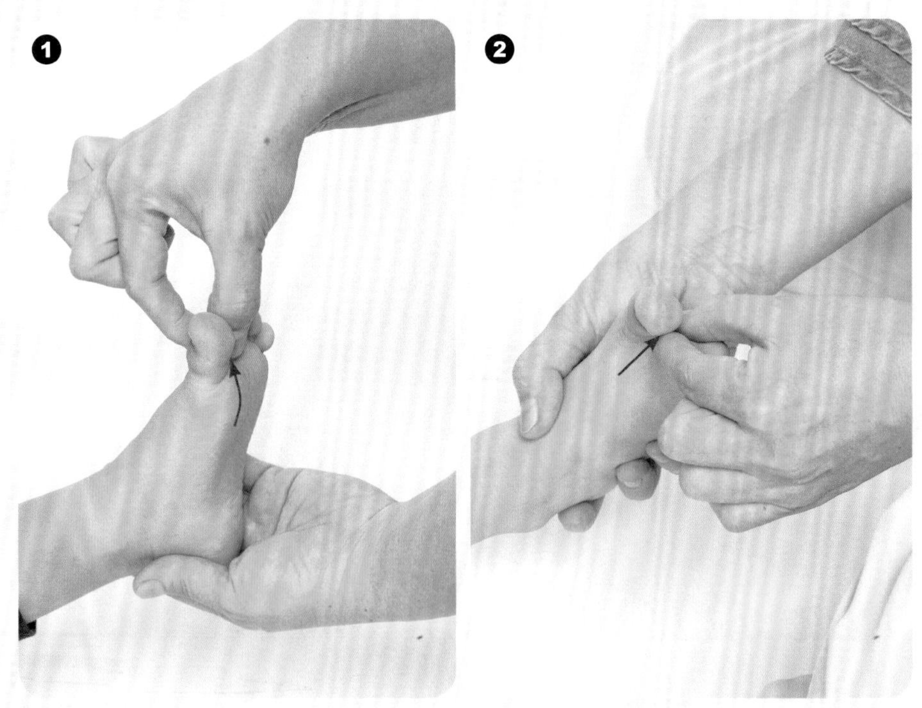

♥ Step by Step ♥

•5 推壓第二、三、四、五趾趾腹•

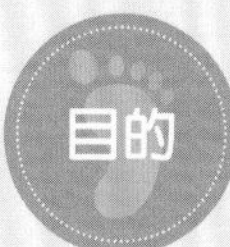

協助孩子眼睛、耳朵功能的健全發育。

施作方法

以拇指腹在腳底推壓腳第二、三、四、五趾腹，由腳趾基節骨推往趾尖。從第二趾到第五趾依序施作。

❶

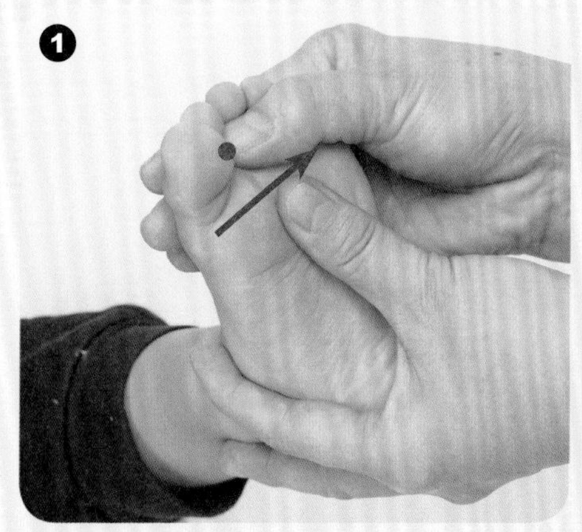

❷

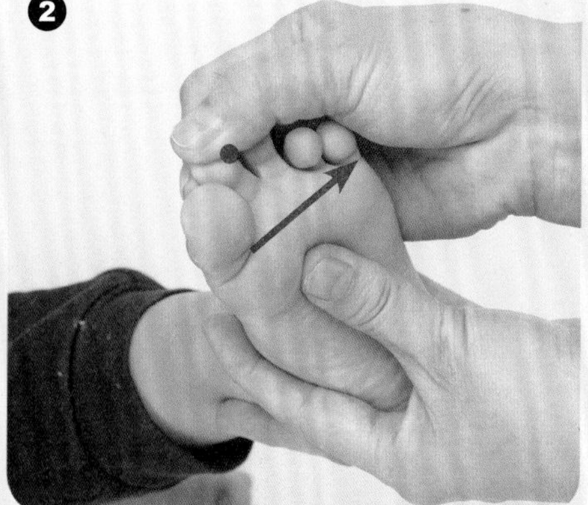

❸

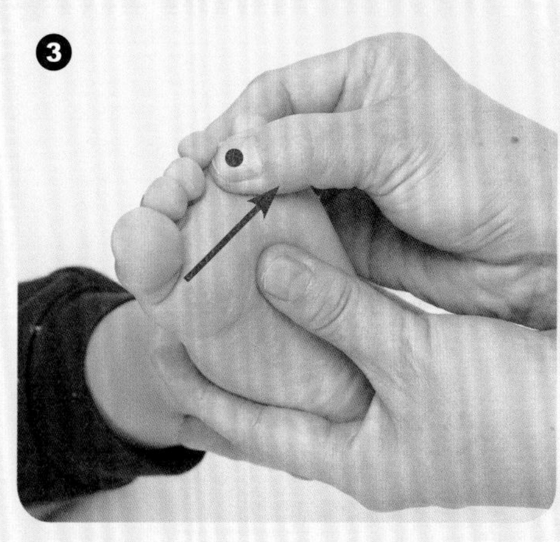

・6 壓拉第二、三、四、五趾趾背・

目的 協助孩子上、下顎及牙齒的健全發育。

施作方法 以食指、中指指腹壓拉第二、三、四、五趾趾背。

1

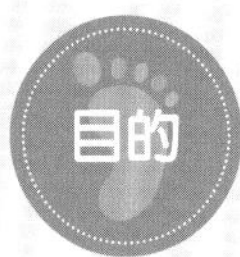

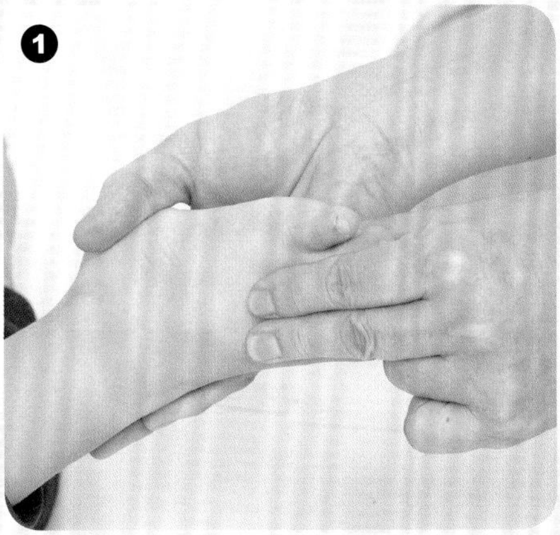

2

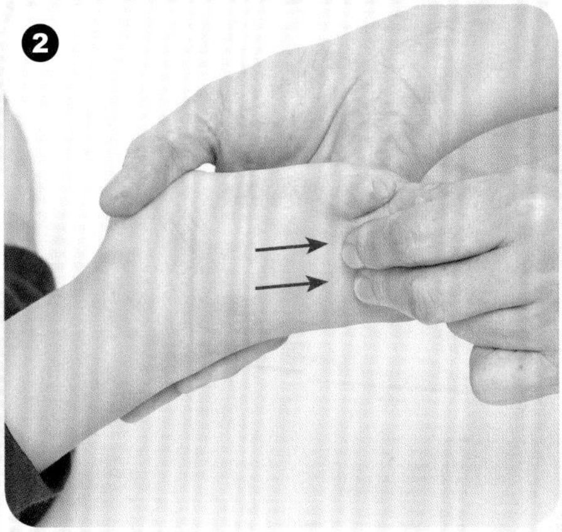

3

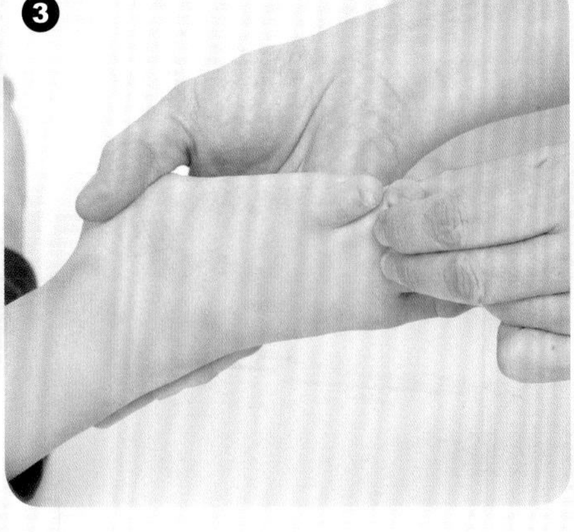

• 7 腳內側部 •

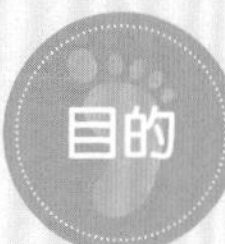

強化孩子的脊椎發展。

施作方法 拇指指腹從腳拇趾內側順著骨下緣，推往腳跟方向。

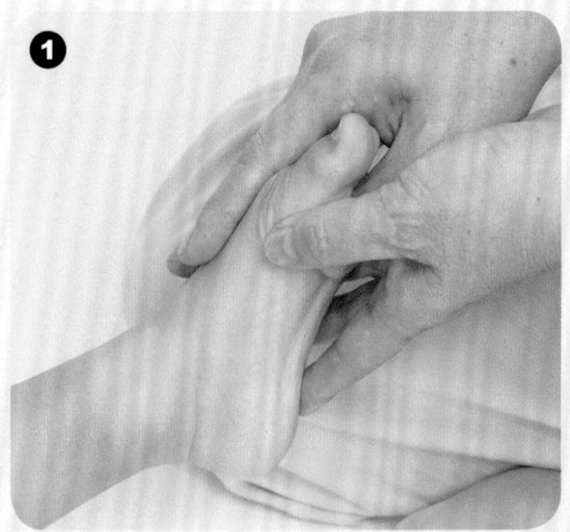

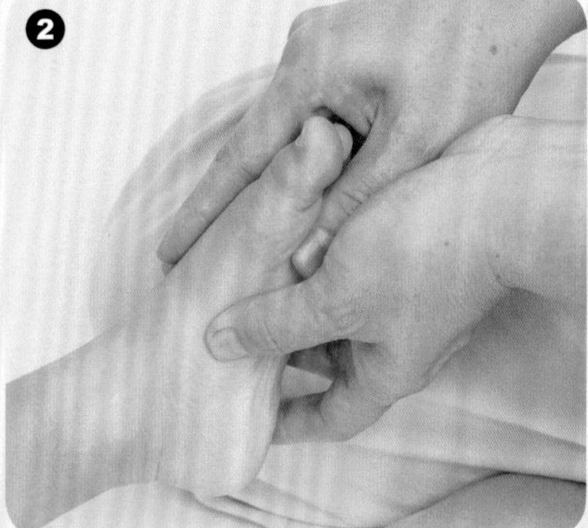

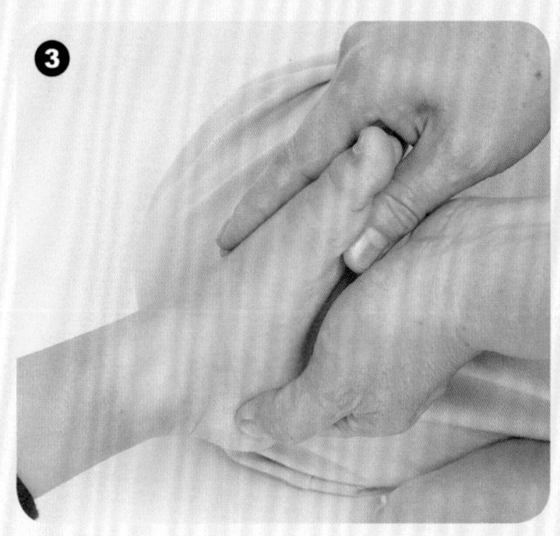

・8 腳背部・

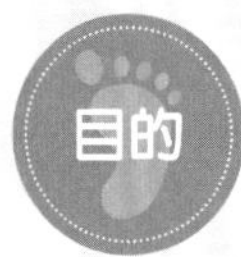

強化孩子的免疫功能，減少孩子感染風寒的機會，或縮短感冒不適的病程。

施作方法

食指扣住腳跟。用拇指指腹及第二指節，從腳背腳趾根部，往腳踝方向推進到踝關節。

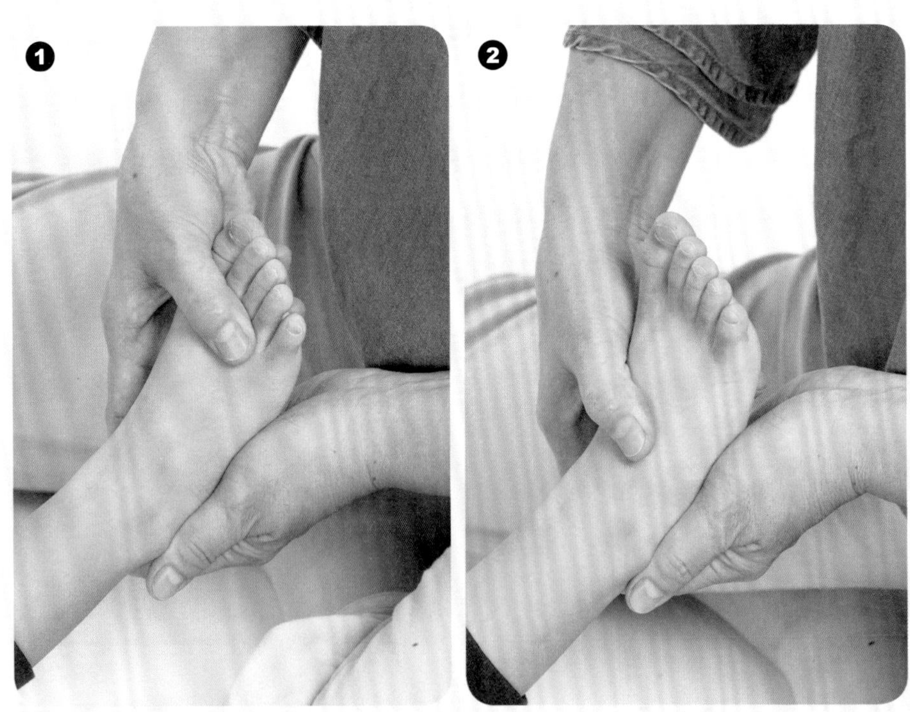

♥ Step by Step ♥

• 9 腳外側部 •

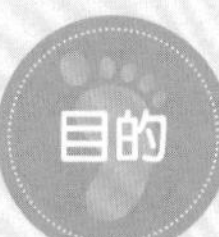

協助孩子上、下肢關節骨骼的發展。

施作方法

一手固定足部。另一手以拇指指腹由腳小趾根部，往腳跟方向滑推。

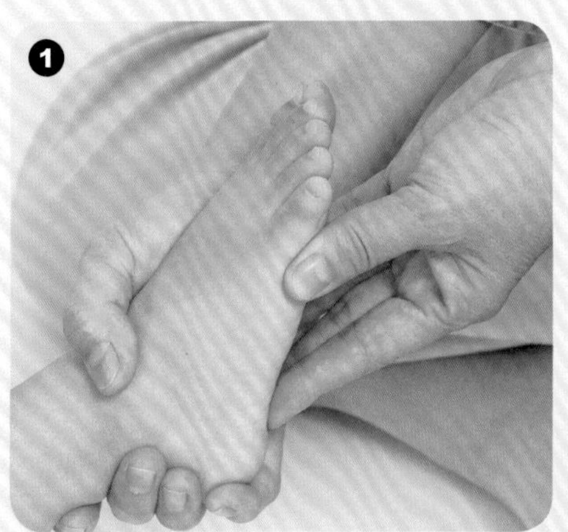

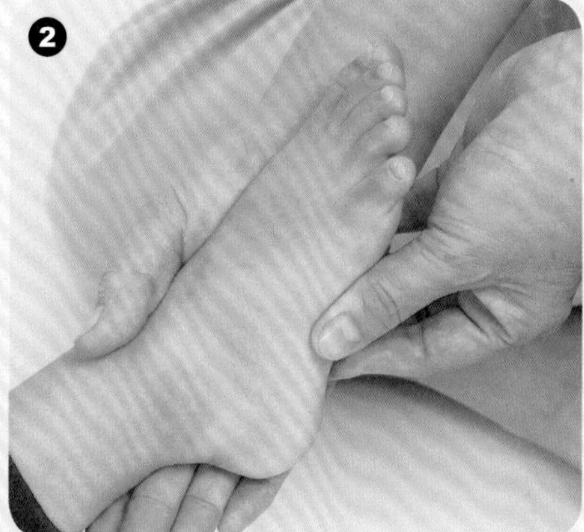

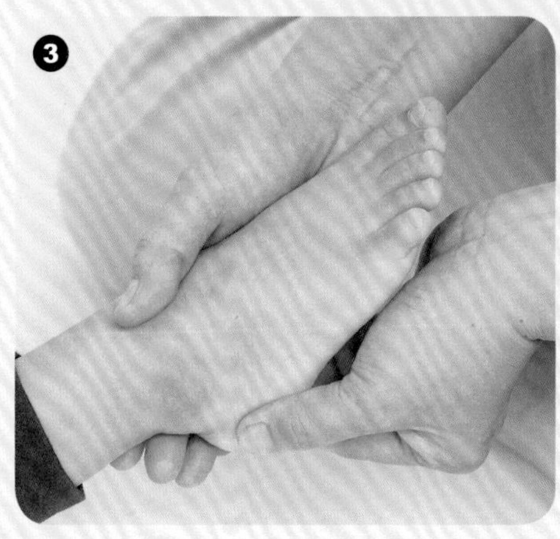

•10 腳踝部夾拉•

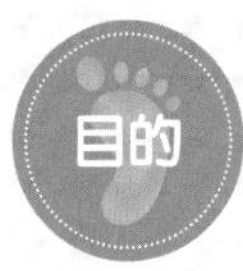

協助孩子生殖泌尿系統順利正常發展。

施作方法

拇指、食指指腹分別置於內外踝骨下方（腳後跟的內外兩側），朝腳後跟方向夾拉。

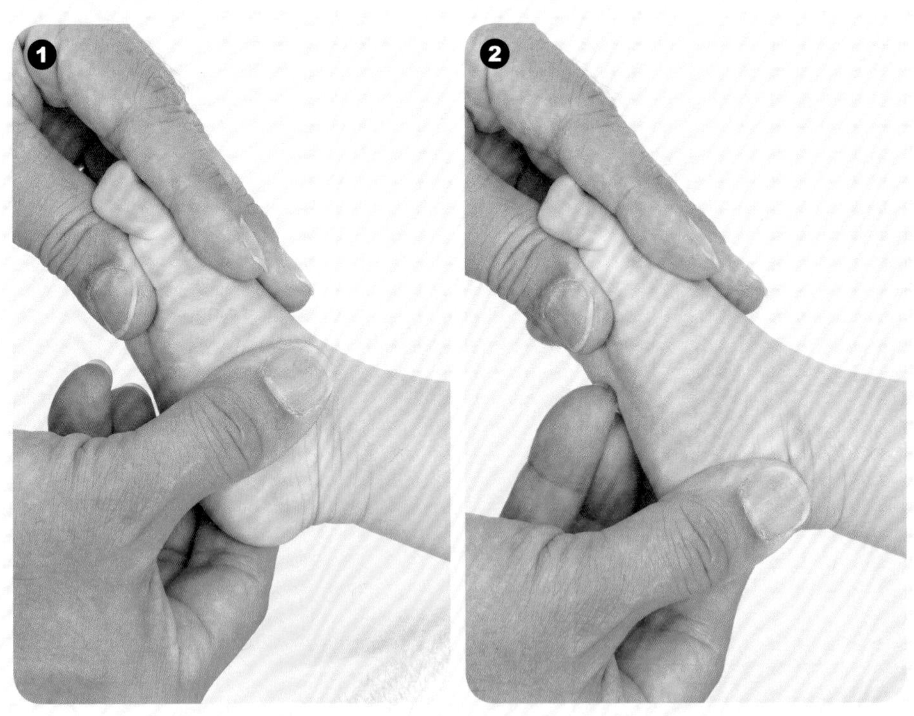

♥ Step by Step ♥

• 11 腳底上半部 •

目的 為舒緩孩子胸腔、上腹腔內器官的不舒服；或促進胸腔及上腹腔內器官的健全發展。

施作方法 施作者一手支撐足部。另一手二、三指固定於腳背部，拇指指腹置於腳底的腳掌中央處，往腳趾方向壓推到趾根部。

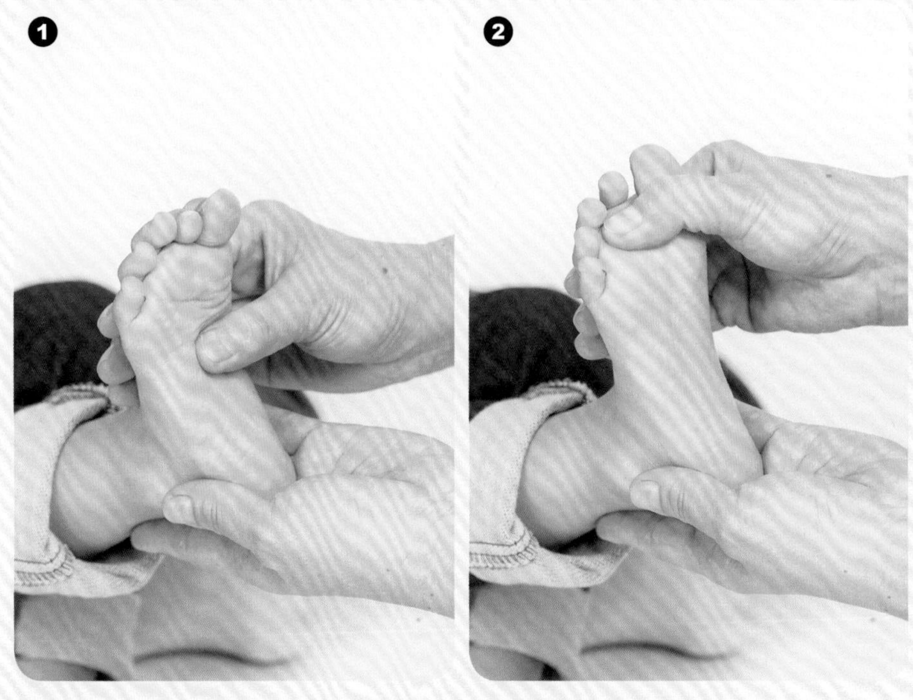

♥ Step by Step ♥

• 12 腳底下半部 •

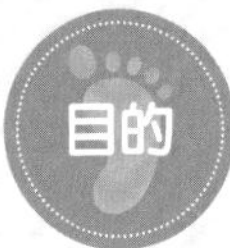

為舒緩孩子腸胃的不舒服、排泄異常的不適；增強孩子的消化吸收能力、協助孩子生殖系統的正常發育。

施作方法

施作者一手固定足部。另一手第二、三指固定於腳背部，拇指指腹置於腳底的腳掌中央處，由中央線推往腳跟部。

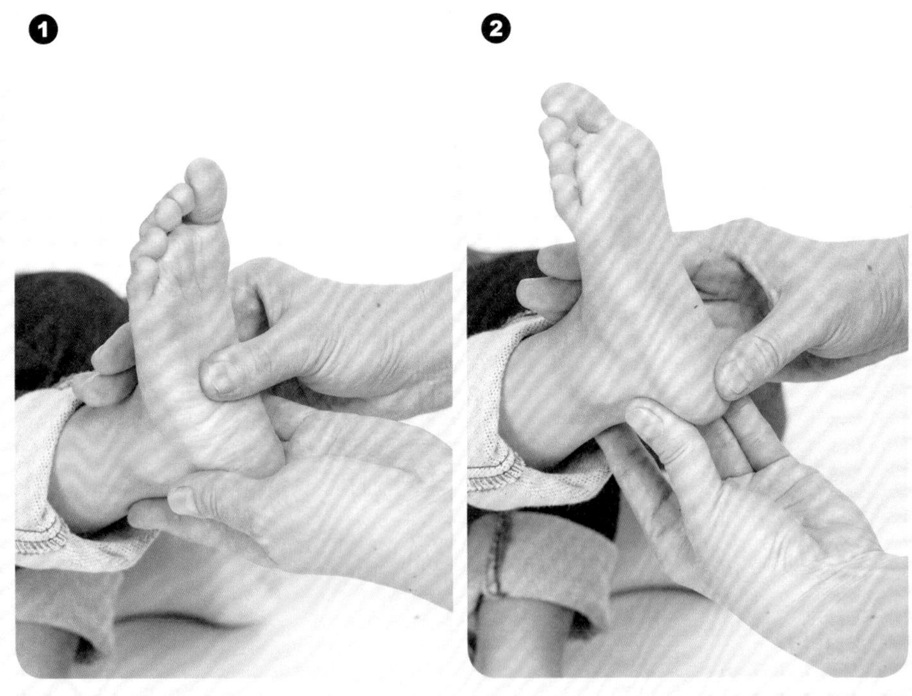

左腳做完後，以同樣順序由步驟 2 至 12 施作右腳。

兒童（6 歲至 12 歲）足部反射健康法施作準備

現在的兒童平均身材較父母親年代的兒童高壯，在國小校園中，不難看到體重 50 公斤以上的兒童。11 到 12 歲兒童的鞋子尺寸已不下於成人女性，所以親子足療一般是比照成人施作。但鑑於兒童還未成年，身心還是較稚嫩，會比較怕痛，施作時要更加小心、謹慎。

清潔、衛生

施作者先做好自身的清潔衛生，避免施作者本身的不清潔，帶給兒童不良的影響。此外，也要鼓勵兒童在接受足療前，先自行洗腳。施作者可在施作前以濃度 75% 的酒精噴灑兒童足部，以手均勻塗抹足部。

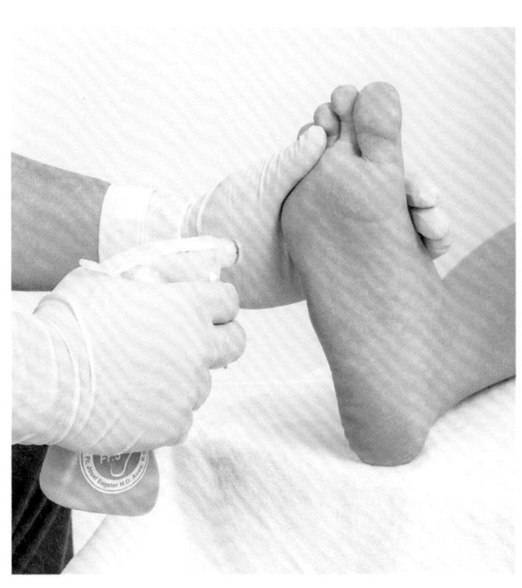

觀察、溝通

施作足部反射健康法之前，先觀察孩子的足部，包括：皮膚、形狀等。仔細聆聽孩子對自己身體的感覺和看法。若有不明白之處，可以請教孩子的實際照顧者。

對於第一次接受足療的兒童，最好先跟孩子約定：若感到疼痛就清楚表達出來，使孩子不至於太痛。讓孩子在完整的溝通下，以清楚的互動方式，和施作者共同參與足療的進行。

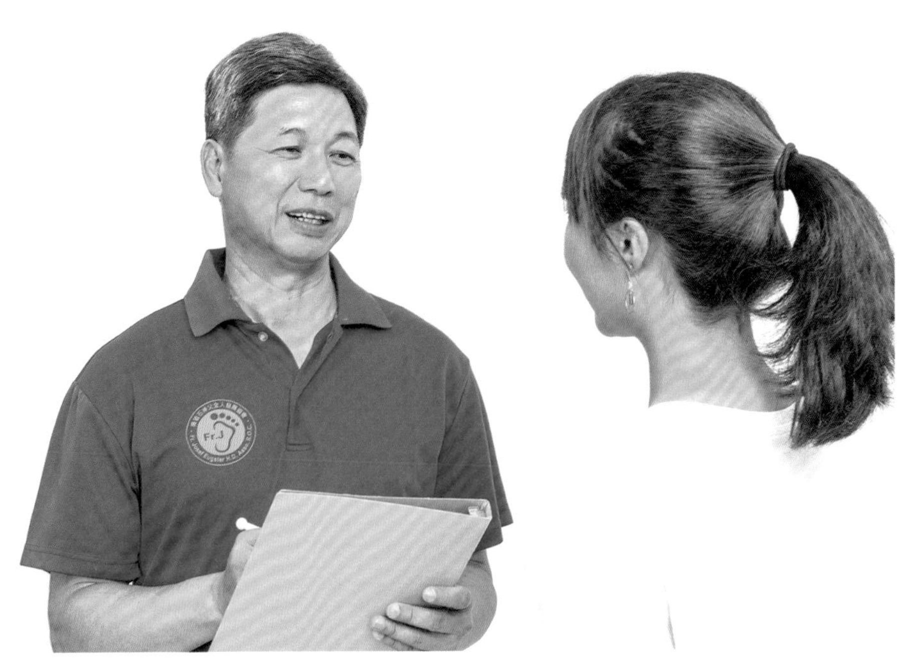

・暖身・

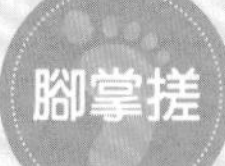

兩手掌置於腳掌最寬處兩邊，前後搓動。

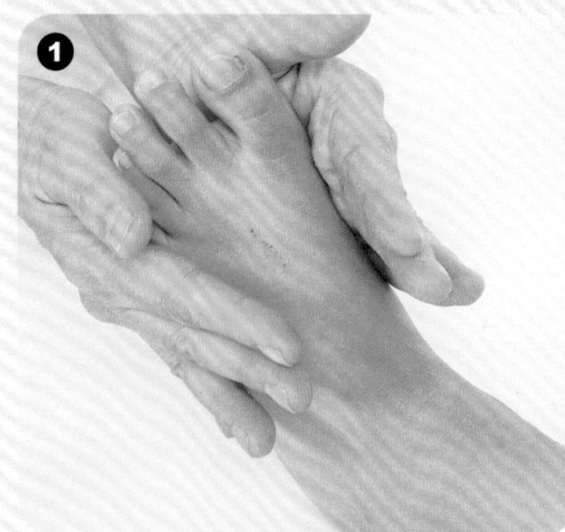

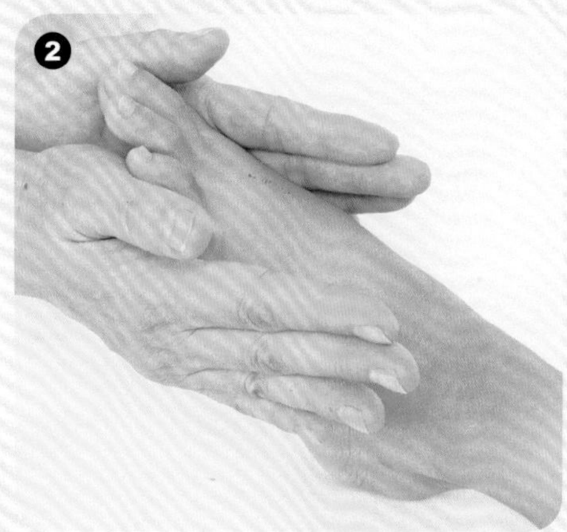

兩手掌心相對，置於腳踝尖下方兩側，前後搓動，使腳掌呈左右擺動。

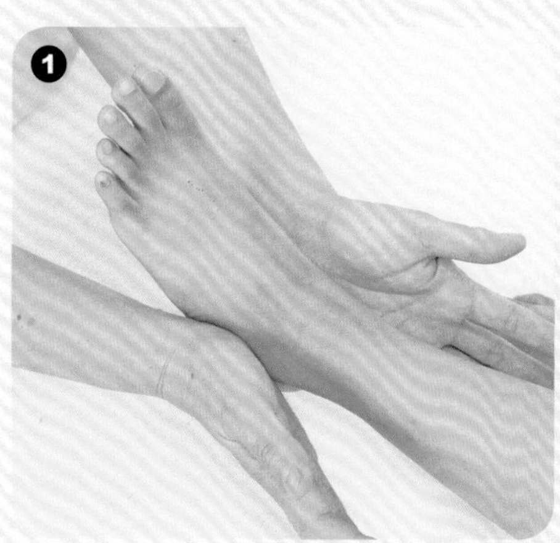

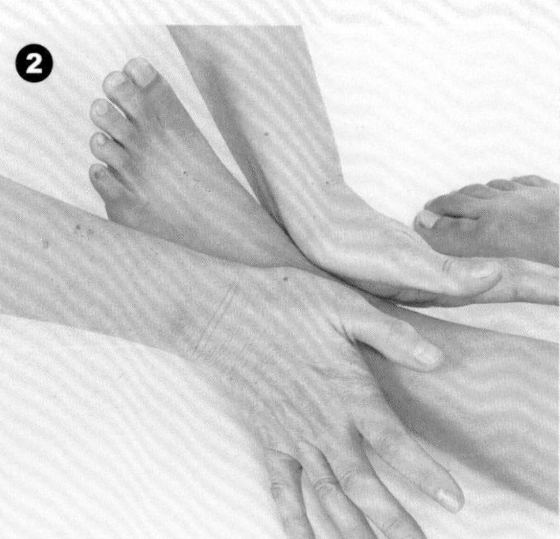

・暖身・

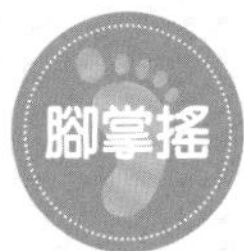

一手握住腳跟，一手握住腳掌做順時針及逆時針緩慢旋轉。

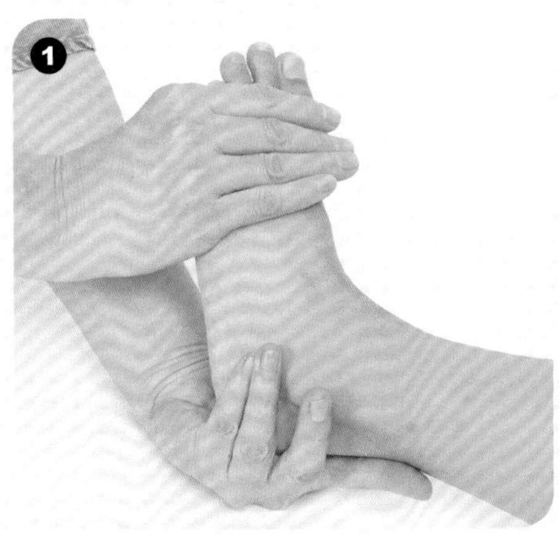

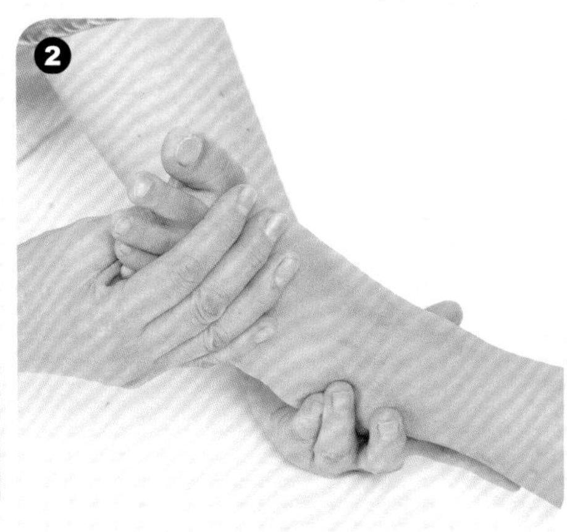

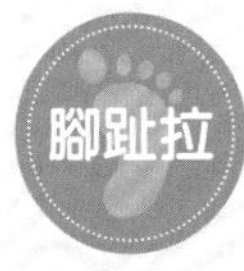

拇指、食指捏住腳拇趾，輕輕轉小圈後向上拉引。接著依序施作每一根腳趾。

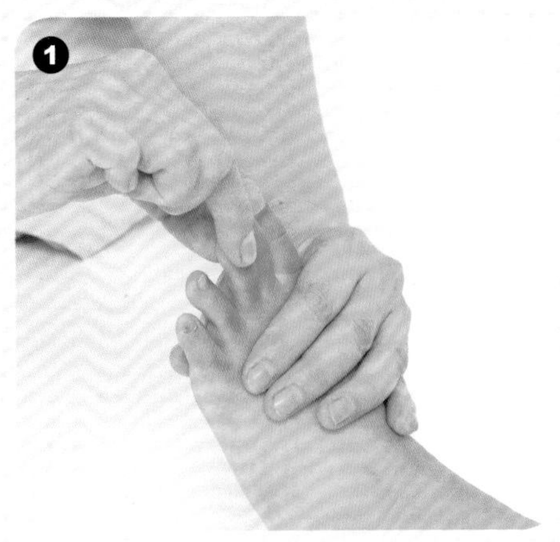

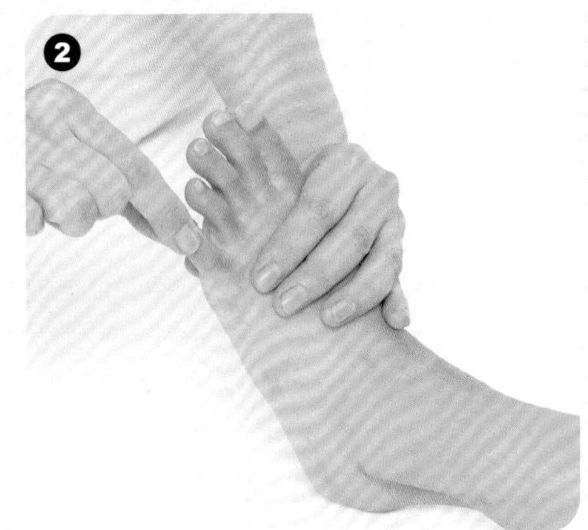

兒童（6 歲至 12 歲）足部反射健康法施作步驟

施作順序
腳趾部（1. 不沾油操作 2. 沾油操作）
腳內側部
腳背部
腳外側部
腳底部

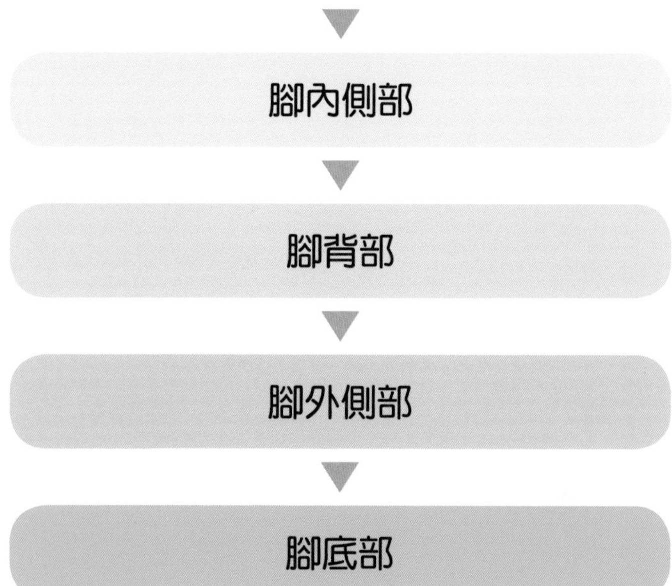

腳趾部：腦部的反應區都位於大拇趾，頭痛、健忘、睡不好，以及所有內分泌的問題，都與大拇趾有關；另外，頸部及口腔內，包括：上下顎、咽喉、扁桃腺等問題，都必須從大拇趾找答案。而視力、聽力功能不良、暈眩等問題，要在其餘腳趾的眼、耳反應區加強按壓。

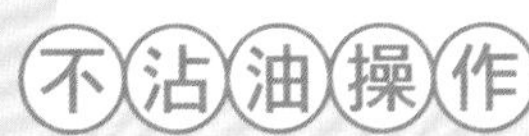

・左腳拇趾滾棒・

能刺激大腦、小腦、腦垂體、顳葉、額葉及舌頭的反應區。有助於孩子創造、想像、心算、記憶等能力發展，以及肌肉動作的協調，所有相關內分泌、兒童發育的問題，都與這個反應區的操作有關。

施作方法　將棒頭由拇趾末節骨往上滾動到腳拇趾尖停止，由左線至右線依序操作 3 到 5 線，視兒童腳的大小而定。

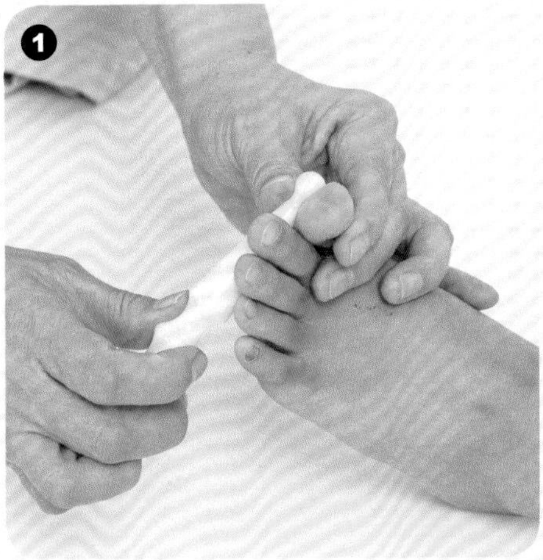

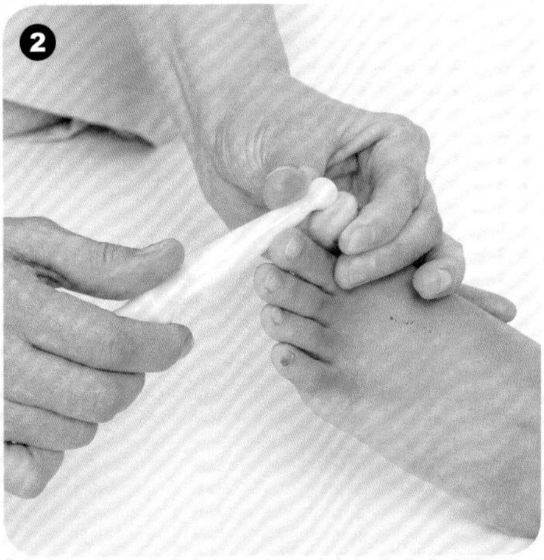

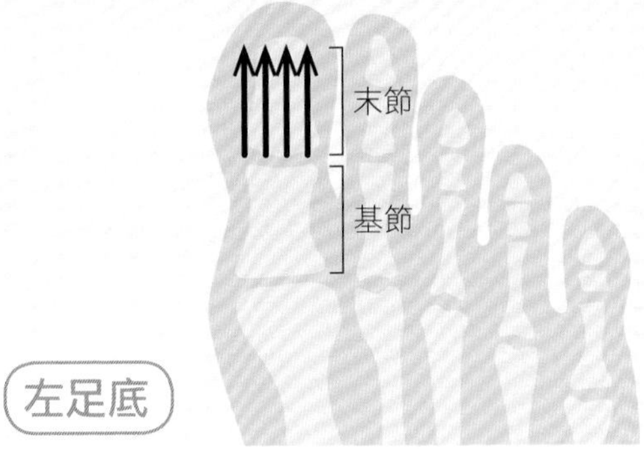

❶

❷

末節

基節

左足底

不沾油操作

・右腳拇趾滾棒・

能刺激大腦、小腦、腦垂體、顳葉、額葉及舌頭的反應區。有助於孩子在認知、理解、思考、判斷、語言等能力的發展，以及肌肉動作的協調，所有相關內分泌、兒童發育的問題，都與這個反應區的操作有關。

施作方法 動作要領同 P.74「左腳拇趾滾棒」。

❶

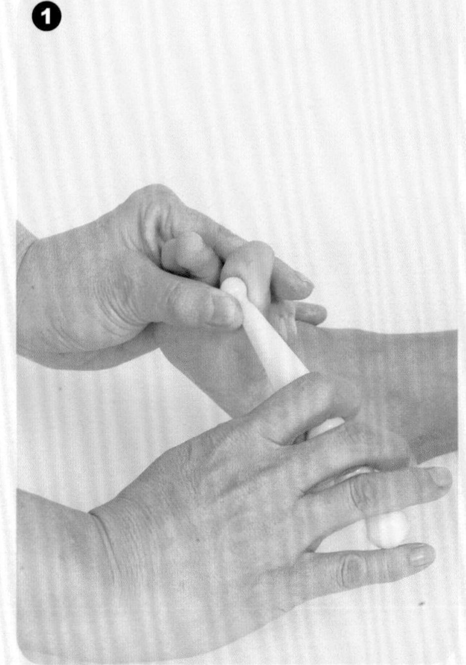

❷

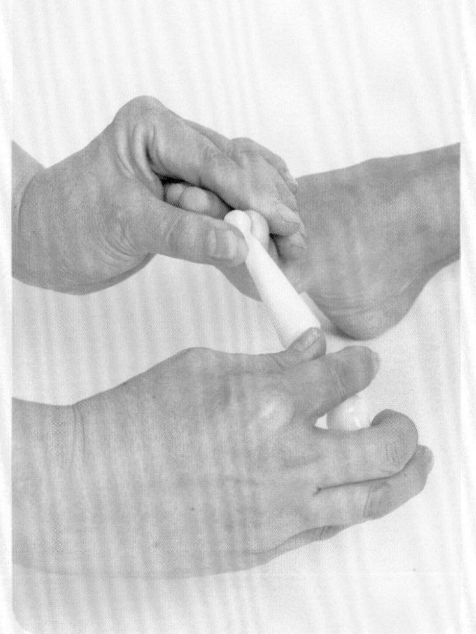

♥ Step by Step ♥

不沾油操作

・搓井穴・

經絡中氣之所出之處為「井穴」，每一條經絡都有一個井穴。搓井穴使氣充滿於經絡中，氣通了身體就不痛了；反之，氣不通就會痛。

施作方法

一手拇指、食指搓「井穴」，另一手扶住趾根部。依腳小趾到拇趾順序操作，先操作左腳，再操作右腳。腳部各經絡井穴（見 P.77）位於第二至第五趾趾甲下緣向外側延伸約 1mm（1 公釐）處；腳拇趾趾甲下緣內、外兩側約 1mm 處都有井穴。

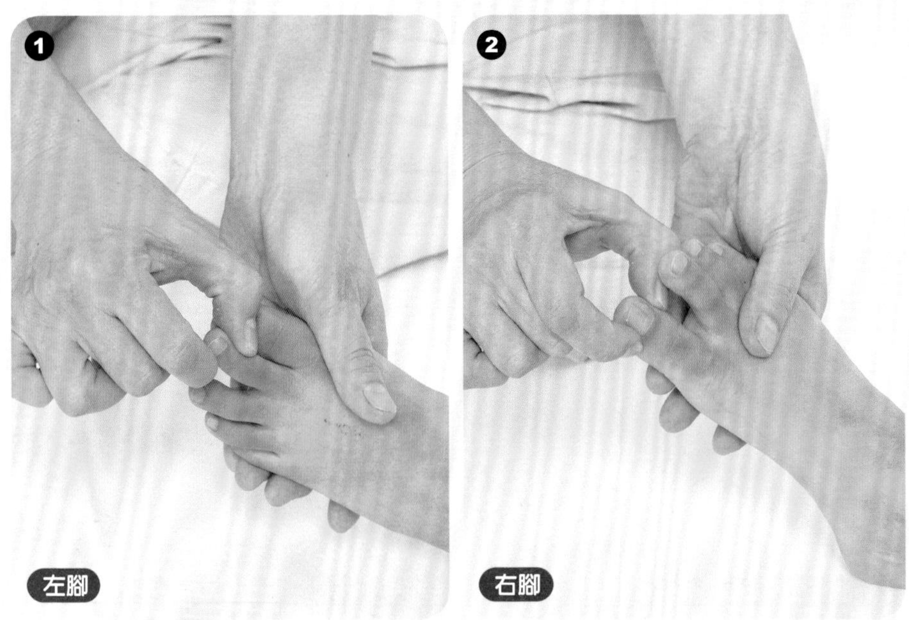

「足少陰腎經井穴」（湧泉）位置一般位於足底前 1/3 中央處。吳若石神父累積近四十餘年實際經驗，認為腳第三趾趾甲下緣外側處也有相關反應。

• 腳部井穴 •

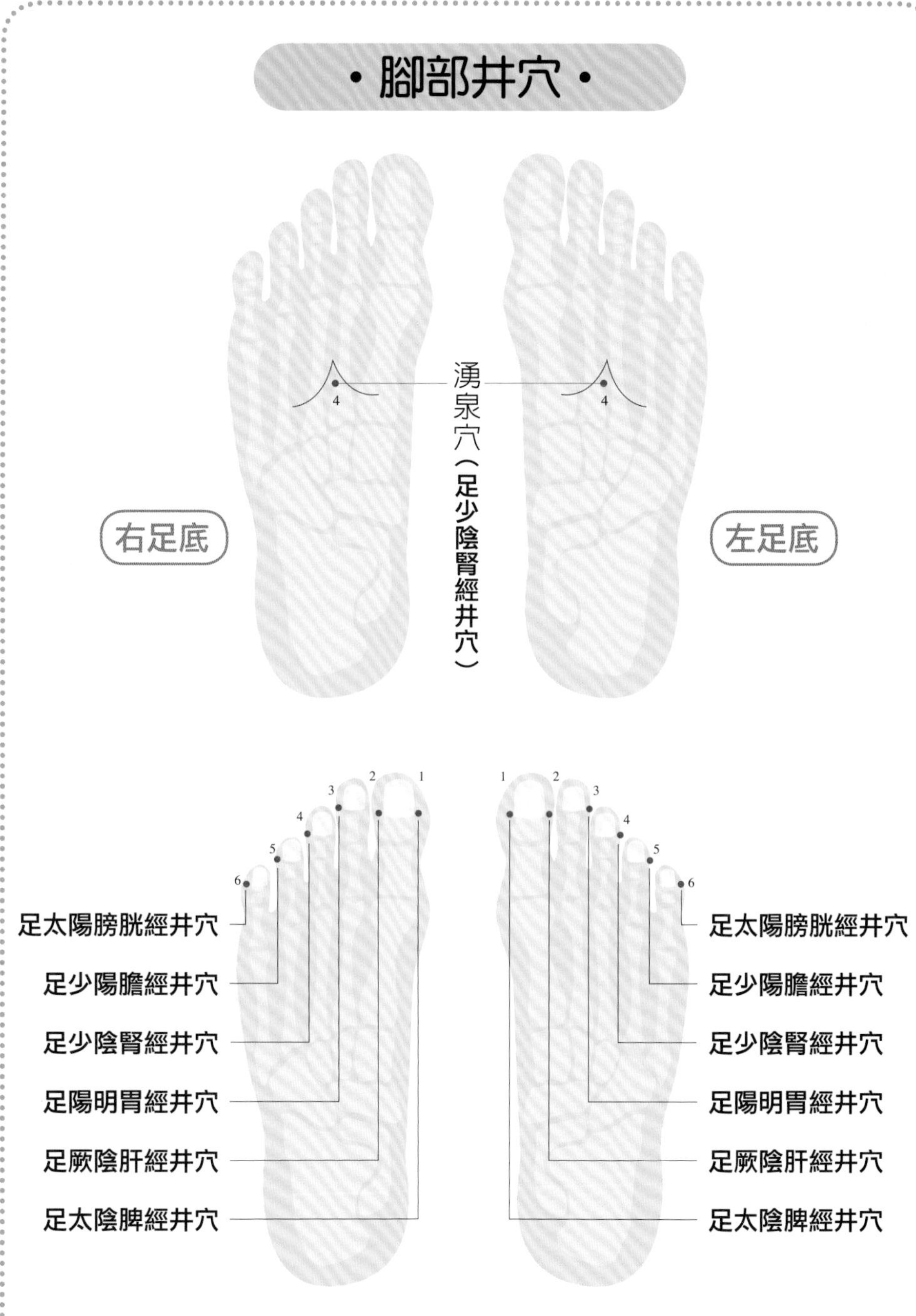
右足底
湧泉穴（足少陰腎經井穴）
4
4
左足底
1
2
3
4
5
6
足太陽膀胱經井穴
足少陽膽經井穴
足少陰腎經井穴
足陽明胃經井穴
足厥陰肝經井穴
足太陰脾經井穴
1
2
3
4
5
6
足太陽膀胱經井穴
足少陽膽經井穴
足少陰腎經井穴
足陽明胃經井穴
足厥陰肝經井穴
足太陰脾經井穴

・手部井穴・

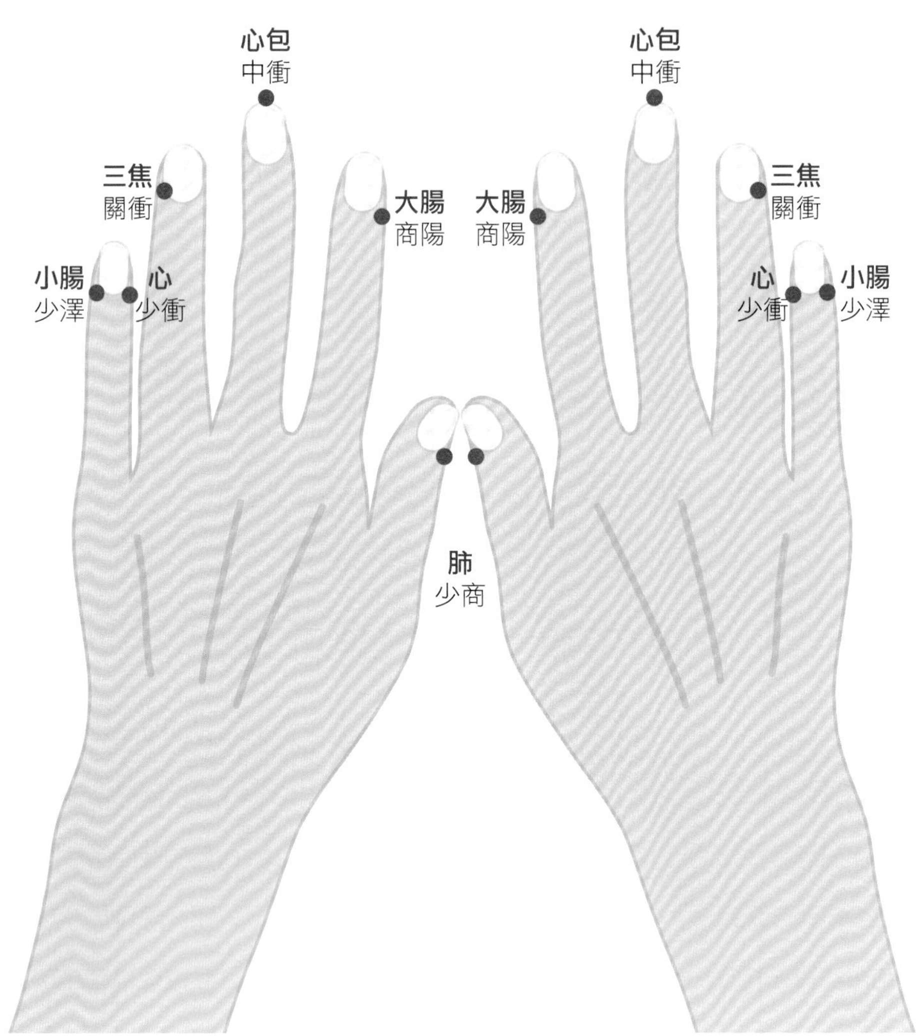

嬰、幼兒因手骨細小，不宜在手部施作反射健康法；在兒童手上施作反射健康法，力量必須輕柔（施作方法請參考《足療自癒》P.56 ～ P.61）。

沾油操作

一旦開始**沾油操作**，先在左腳拇趾施作「頸部橫拉法」，依順序施作至腳底上的「骨盆腔反應區」完成後，再對右腳施作。

・頸部橫拉法・

適用 孩子頸部僵硬、疼痛及其他異常問題的解決。

施作方法 手拇指指腹前端，在腳底的腳拇趾末節骨下緣由外側向內側橫拉。

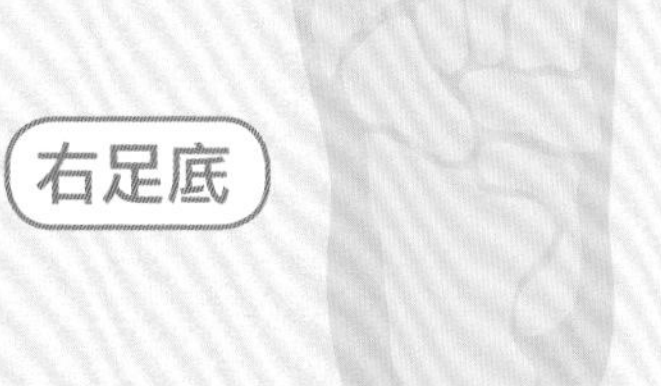
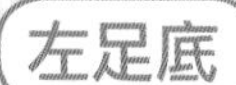

右足底　　左足底

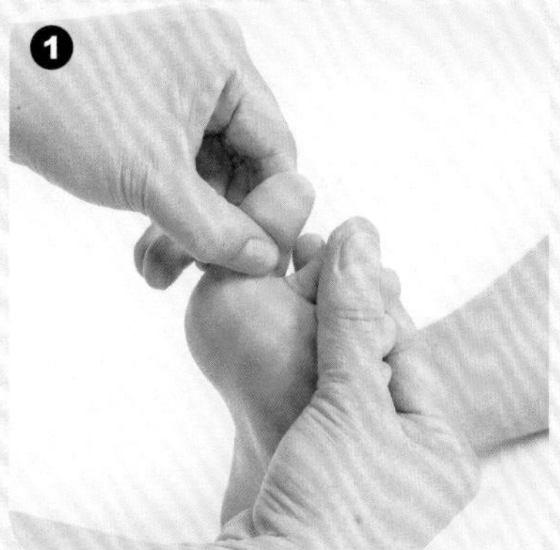
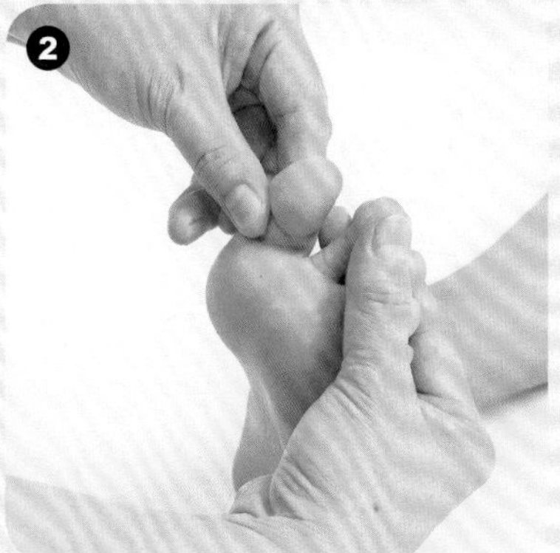

沾油操作

・眼耳橫拉法・

孩子眼睛及耳朵的不舒服、暈眩、耳鳴等問題。

施作方法

以腳底的第三趾縫為中心，兩手拇指以剝橘子方式，向兩旁橫拉各腳趾的眼、耳反應區之下半部及斜方肌反應區。

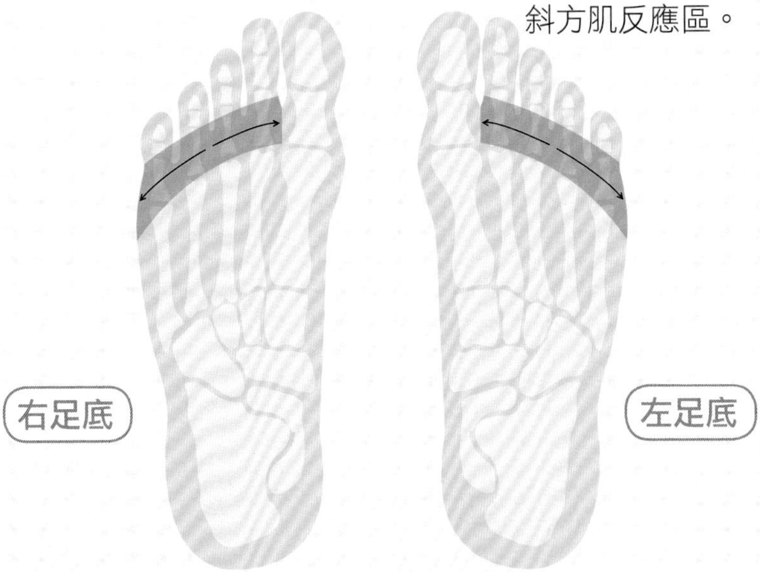

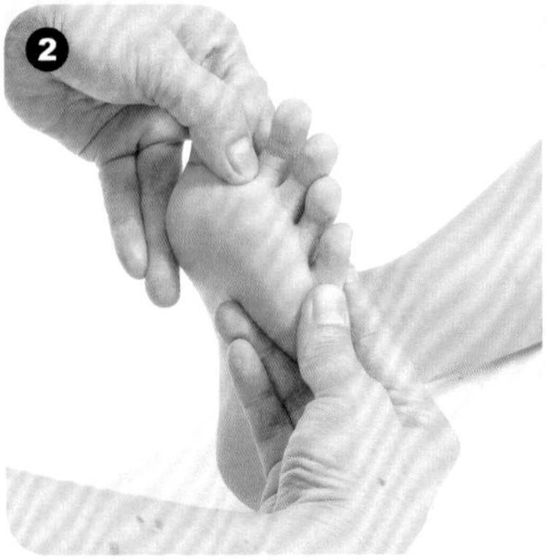

右足底

左足底

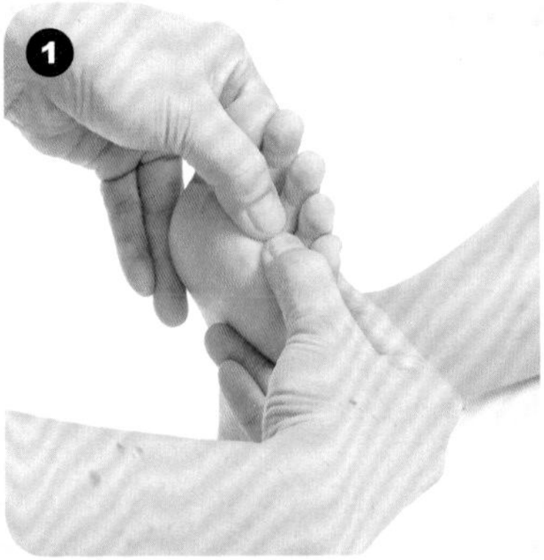

❶

❷

沾油操作

‧眼耳推法‧

孩子眼睛及耳朵的不舒服、暈眩、耳鳴等問題。

施作方法

兩手拇指由腳底第二、四趾的趾根處，向上推至腳趾尖，然後再操作第三、五趾。

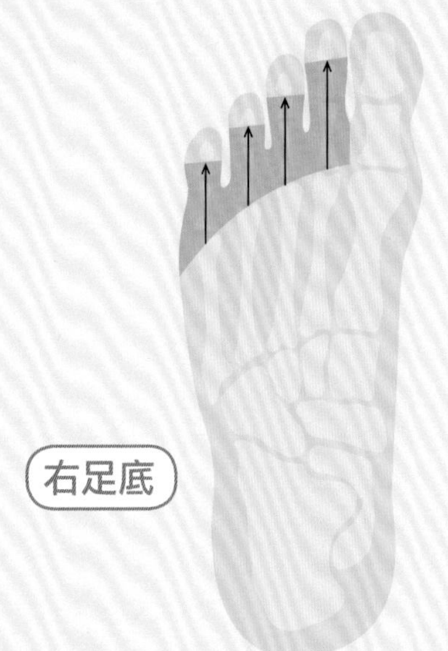

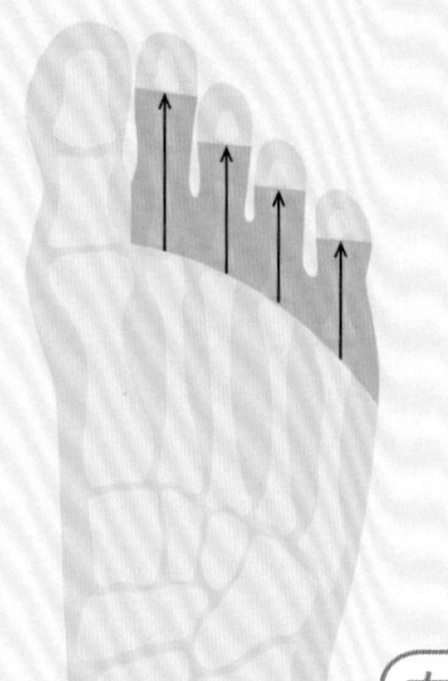

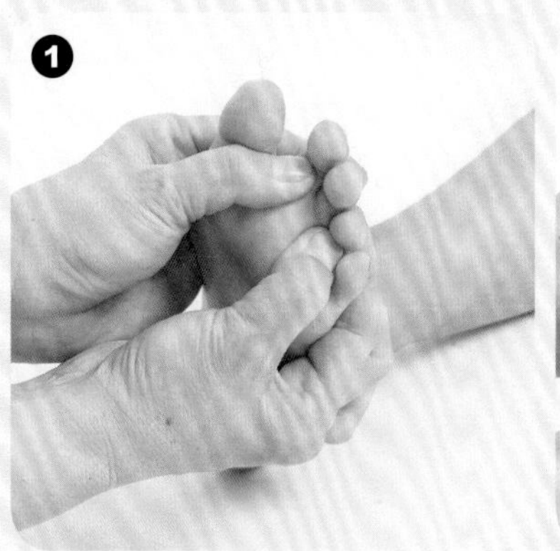

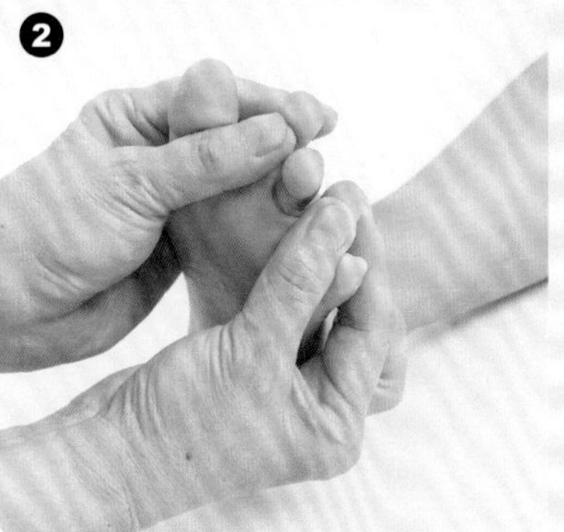

・大拇趾五線・

對於扁桃腺、頸部肌肉、喉頭、上下顎及牙齒的疼痛能有效緩解。此外，對於鼻、氣管、三叉神經的不適，以及活化胸管淋巴、右淋巴幹，這個位置是重要的處理區域。

施作方法

第 1 線：手食指末節指關節在腳拇趾內側為出力點，由脾經刺激點摳拉至鼻子反應區（見 P.87）。

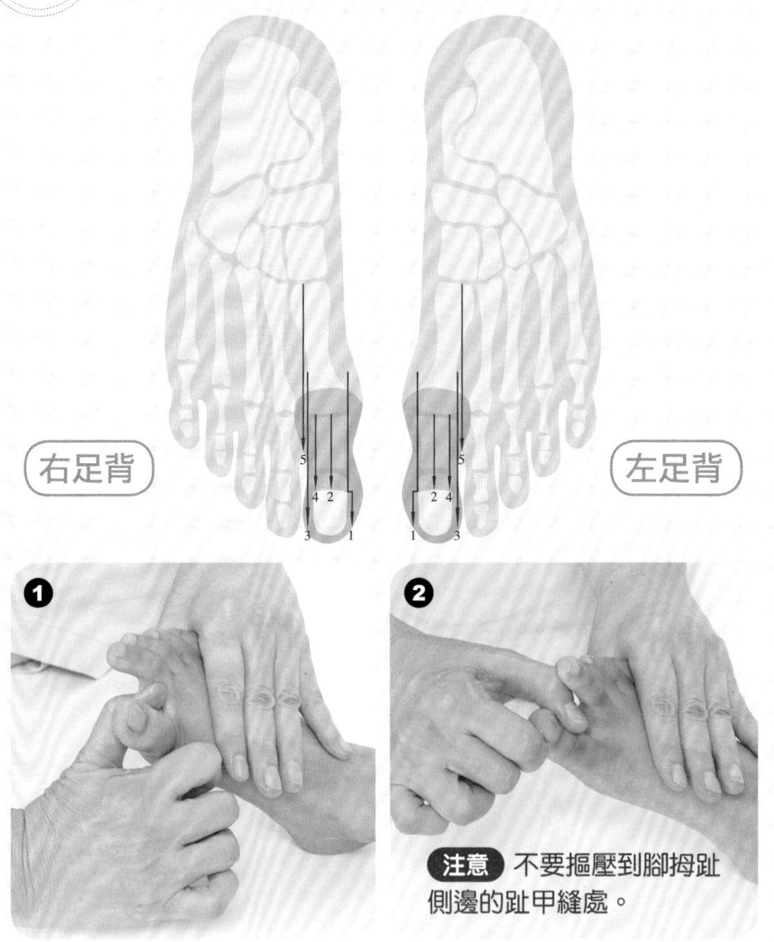

施作方法

第 2 線：手法同第 1 線。以食指由腳拇趾中央處的基節骨下緣摳拉第 2 線至腳趾甲下緣處即止。

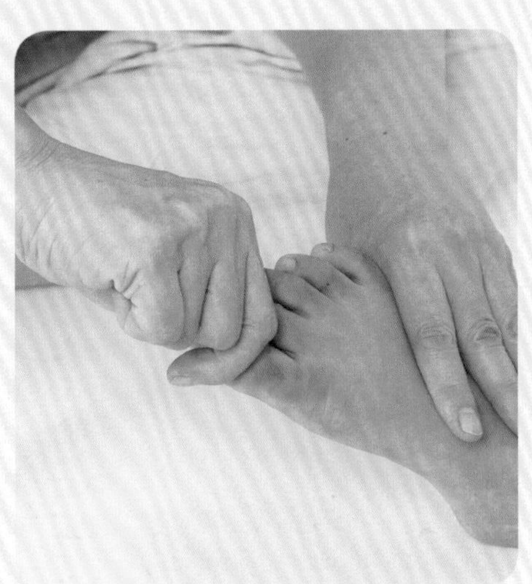

施作方法

第 3 線：用內側手第二、三、四、五指腹前端，握住對方第一中足骨向上滑摳，從腳拇趾外側邊緣的 3 線位置向上摳離腳拇趾尖。

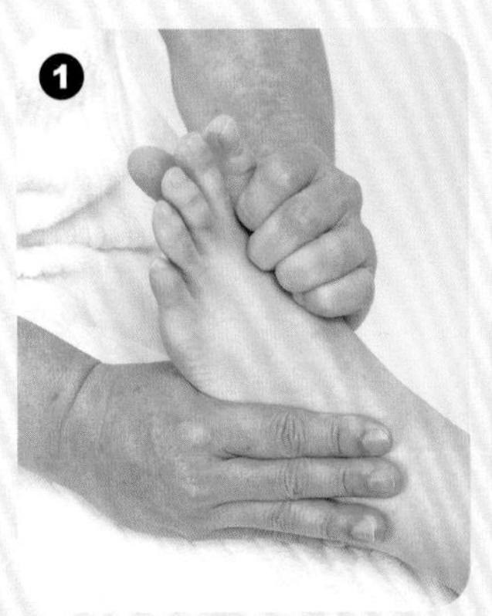

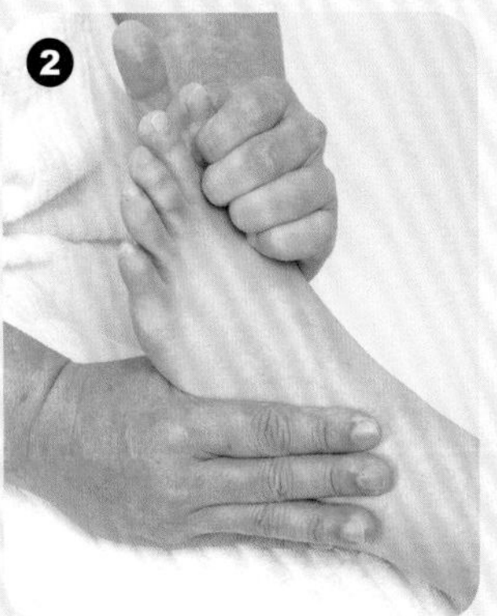

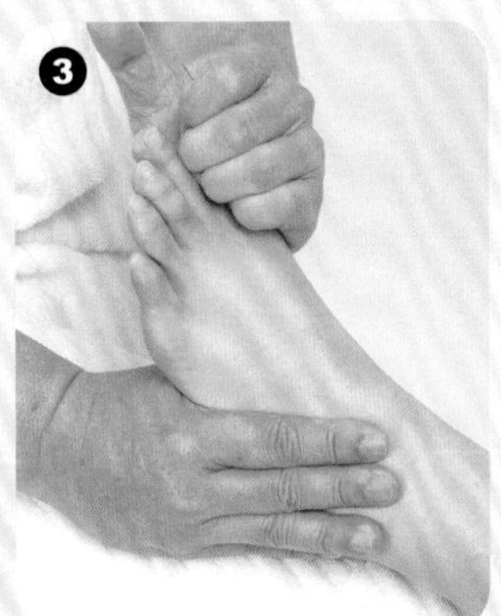

施作方法

第 4 線：以食指指腹側邊為施力點，由下往上摳拉腳拇趾背 4 線，由基節骨下緣到腳趾甲下緣即止。

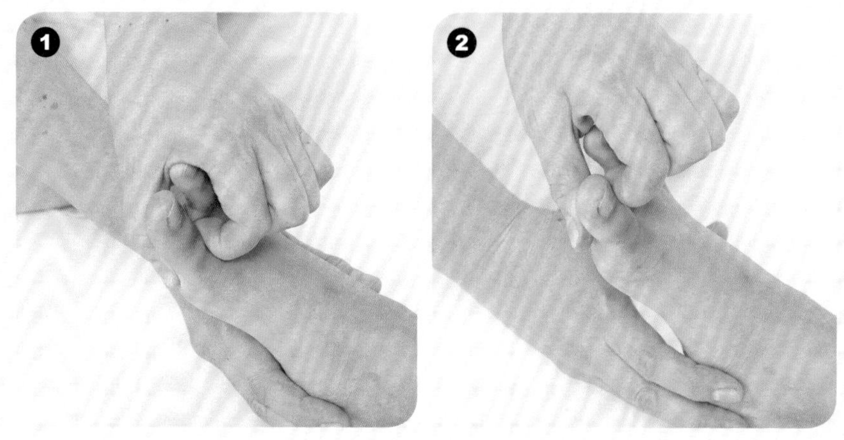

施作方法

第 5 線：以拇指及食指由下往上夾拉第一、第二中足骨的骨縫處，至喉頭反應區（見 P.102）止。

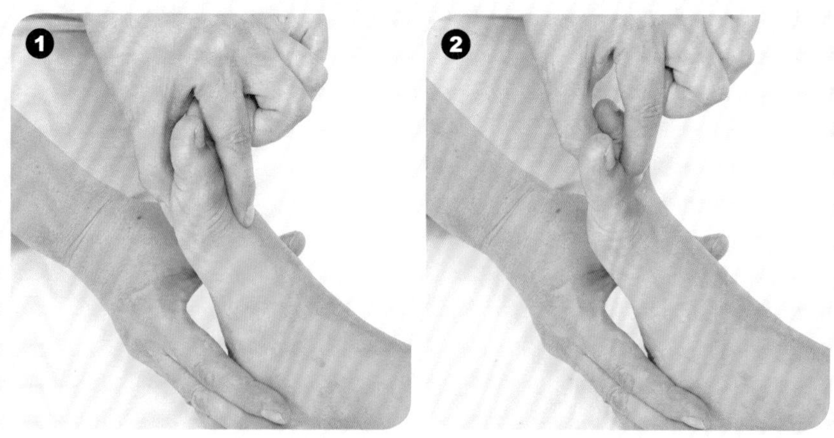

沾油操作

・三指夾拉・

適用 胸乳部、上身淋巴、上下顎和牙齒。胸悶、胸部的各種病變，在此處會有明顯的病理反應物現象。

施作方法 拇指在下，食、中指在上，自腳背上半段（依手指長度為準）上下夾住往趾尖方向拉到腳趾甲，兩手同時施作第二、四趾。同樣方式再施作第三、五趾。

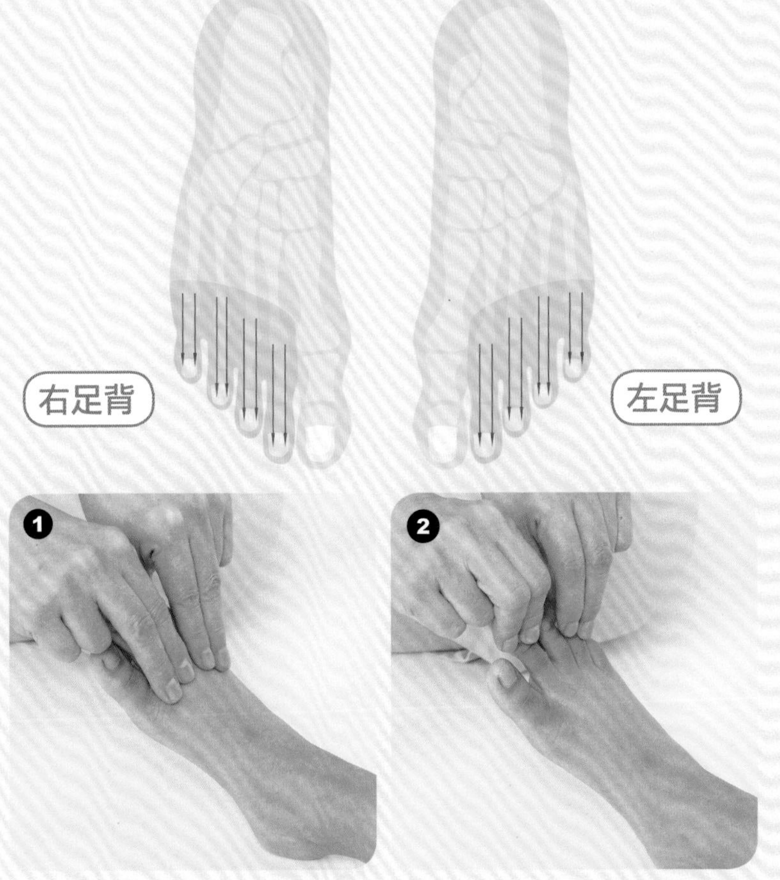

沾油操作

・二指夾拉・

適用 頸部淋巴。

施作方法 一手扶住對方腳掌。另一手的拇指、食指指腹，由趾根的兩側向上夾拉。依序夾拉第五、四、三、二、一趾的左右兩側。

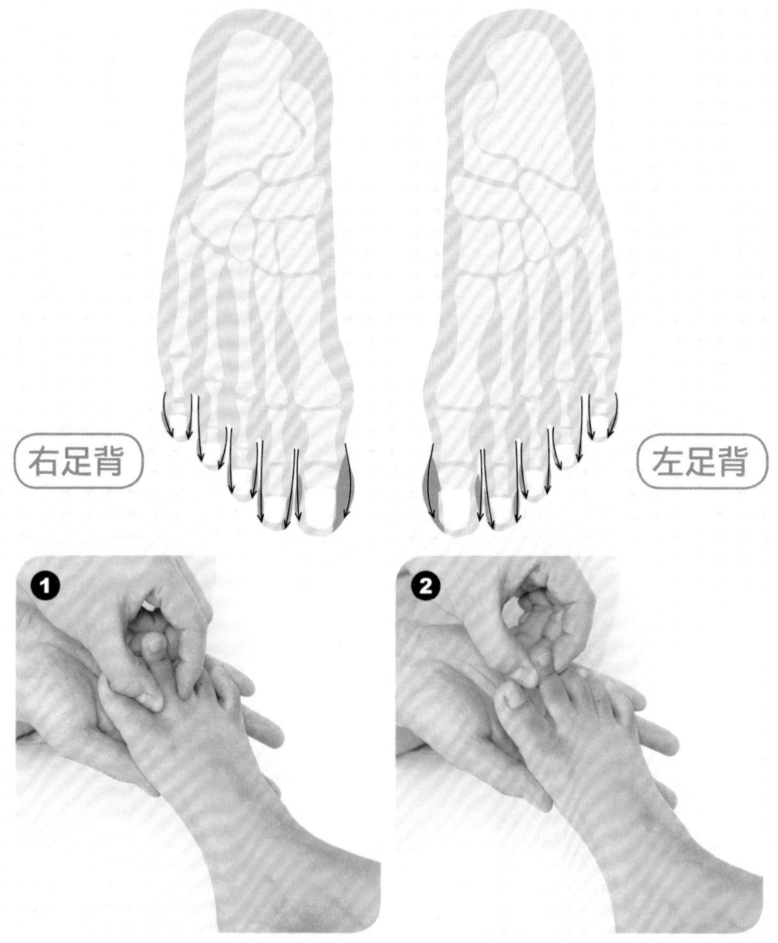

腳內側部

這個區域主要是脊椎、排泄、生殖系統的反應區。
近年來智慧手機風行，許多兒童成了低頭族，造成脖子痠痛問題，我們很容易在頸椎反應區找到問題（病理反應物）。此外，姿勢不良、久坐少動等，也會在腰椎、薦椎、尾骨的反應區發現病理反應物現象。而兒童在日常玩耍戲鬧中，經常在不經意間傷到脊椎，我們也可以在相關反應區找到緩解疼痛的方法。

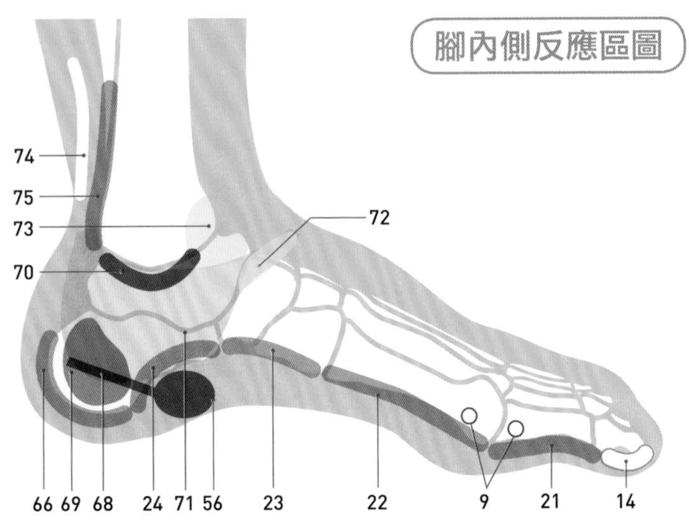

09. 脾經刺激點	**68.** 尿道、陰道、陰莖
14. 鼻	**69.** 子宮或攝護腺
21. 頸椎	**70.** 內髖關節
22. 胸椎	**71.** 內側骨盆淋巴
23. 腰椎	**72.** 鼠蹊淋巴
24. 薦椎	**73.** 腹部淋巴
56. 膀胱	**74.** 直腸、痔瘡
66. 內尾骨	**75.** 內側坐骨神經

沾油操作

•頸椎反應區•

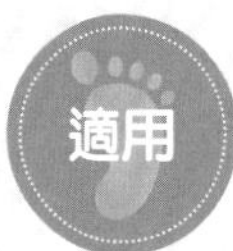

頭及頸部疼痛、落枕、肩痛、手臂痠麻痛，及與五官相關的疼痛緩解或消除。

施作方法

以拇指指腹為支撐點，用食指側邊壓拉腳拇趾的基節骨內側及下緣處。

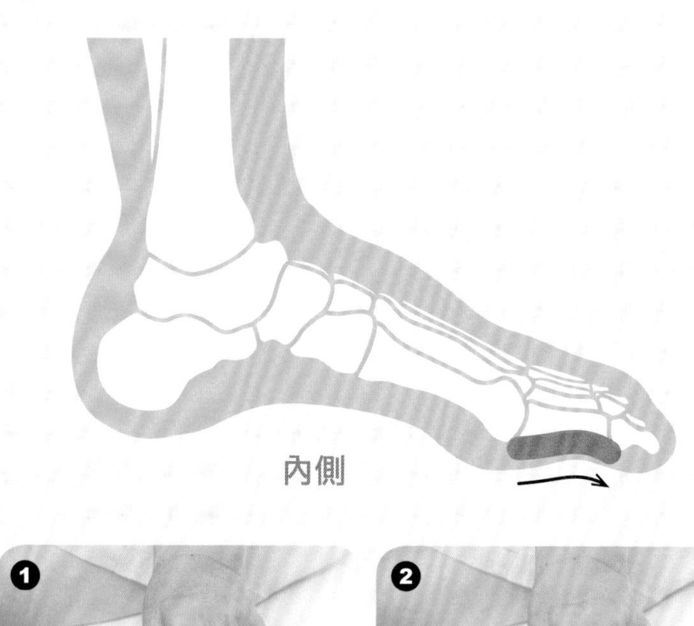

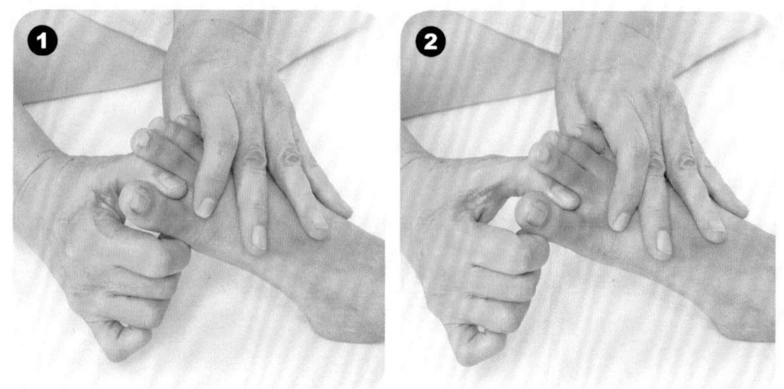

沾油操作

‧胸椎反應區‧

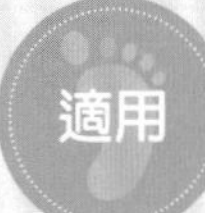

適用 胸椎椎體本身的病變，以及肝、心、脾、肺、腎、胃等臟器的問題，都會在胸椎反應區呈現。

施作方法 以拇指尖側邊沿第一中足骨側向下用力，由遠心端推往近心端。

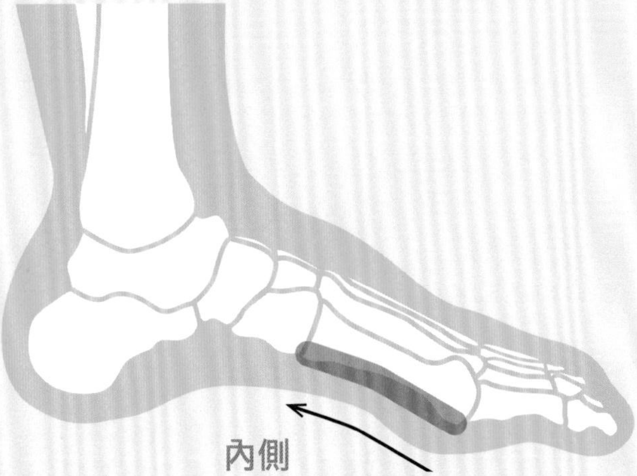

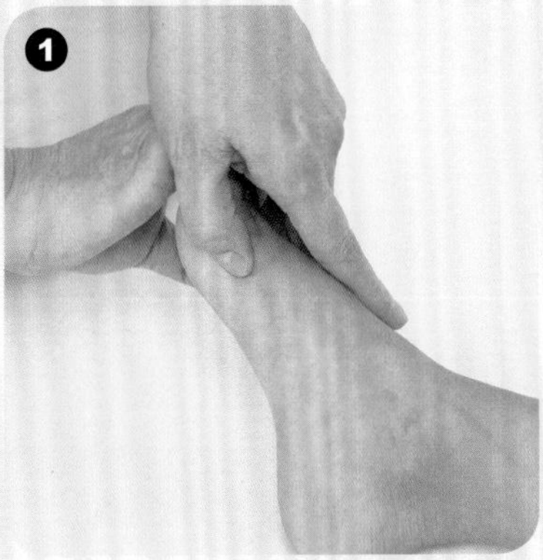

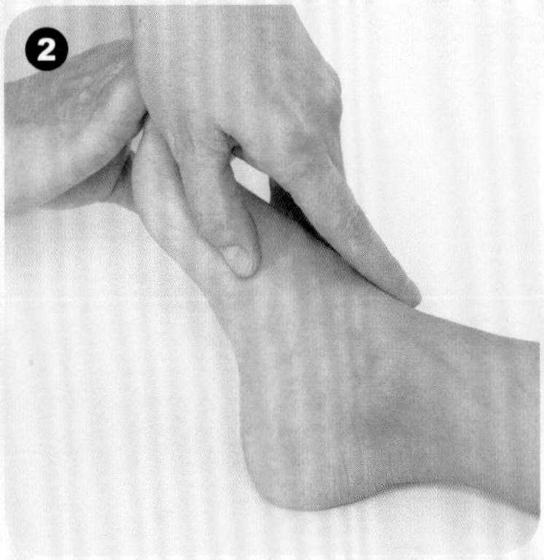

❶

❷

沾油操作

・腰椎反應區・

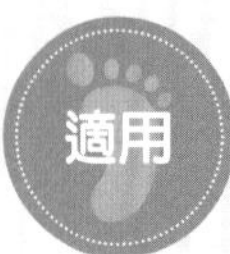

腰背部疼痛、消化、排泄、泌尿、生殖器官的相關問題。

施作方法

腰椎反應區接續著胸椎反應區。沿第一楔狀骨和舟狀骨側推動，拇指尖側邊朝骨骼下方出力。

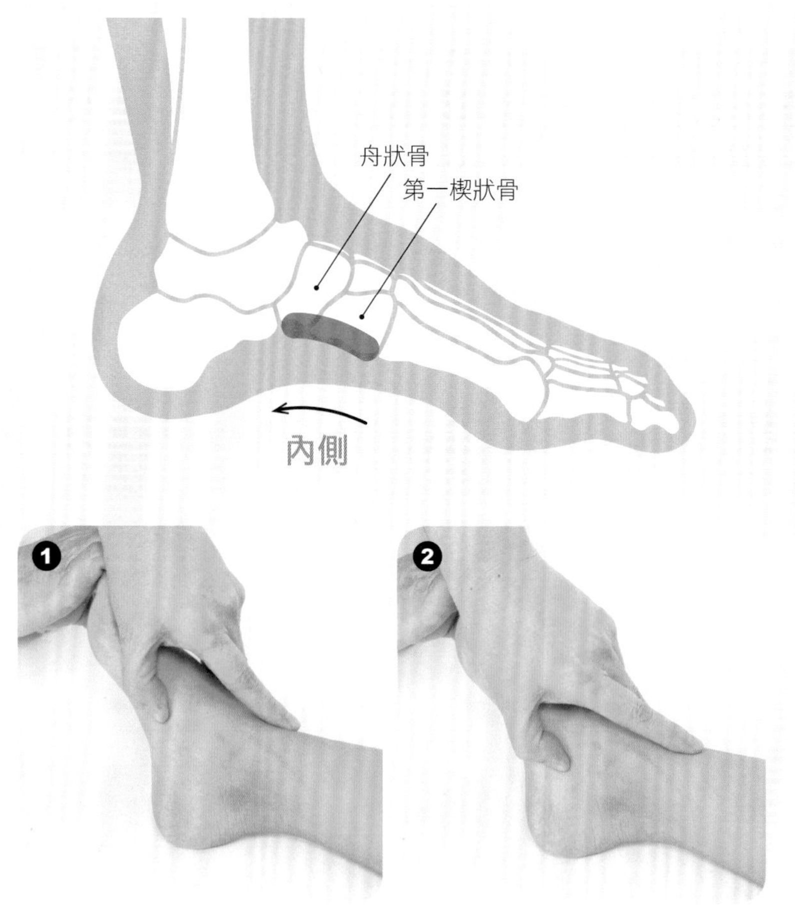

沾油操作

・薦椎反應區・

適用

腰部及下腹部的疼痛、腸蠕動失常、尿床、自律神經失調、生殖器官的相關問題。

施作方法

徒手操作法：在腳內側，以手拇指置於舟狀骨下方凹陷處，餘四指置於腳外側做支撐。內側手的拇指指腹前端，沿跟骨的骨縫施力至腳底為止。

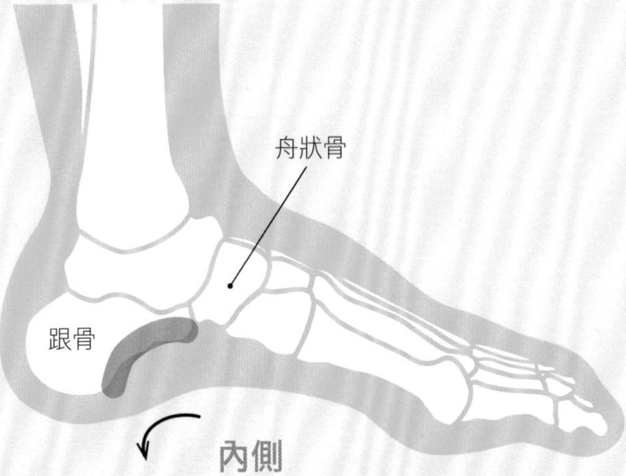

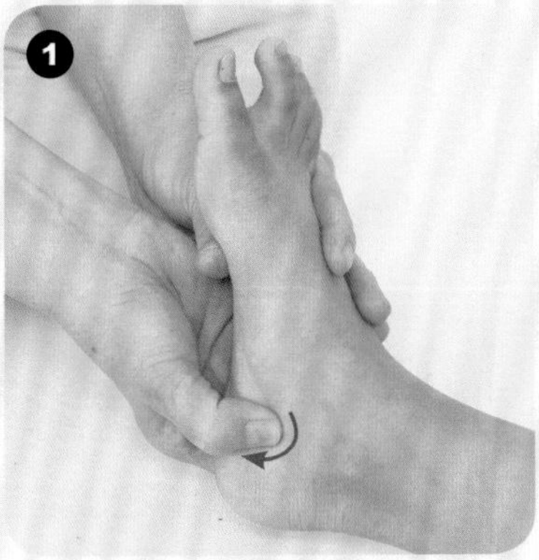

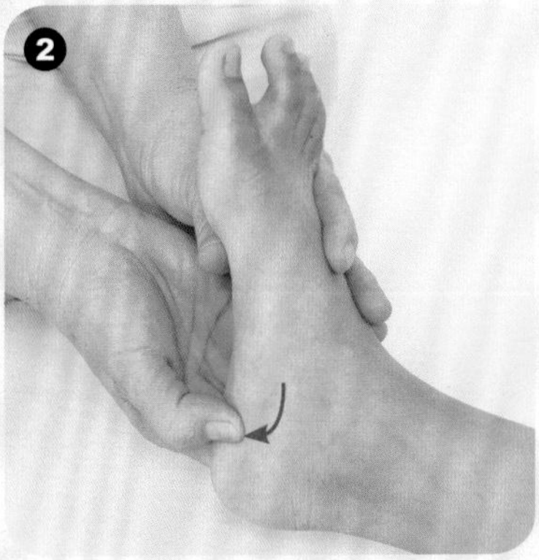

施作方法

持棒操作法：右手持棒，左手拇指置於棒身。棒頭從舟狀骨下方凹陷處開始，兩手協力沿跟骨骨縫滑推至腳底為止。（注意：棒頭不可壓到骨頭。）

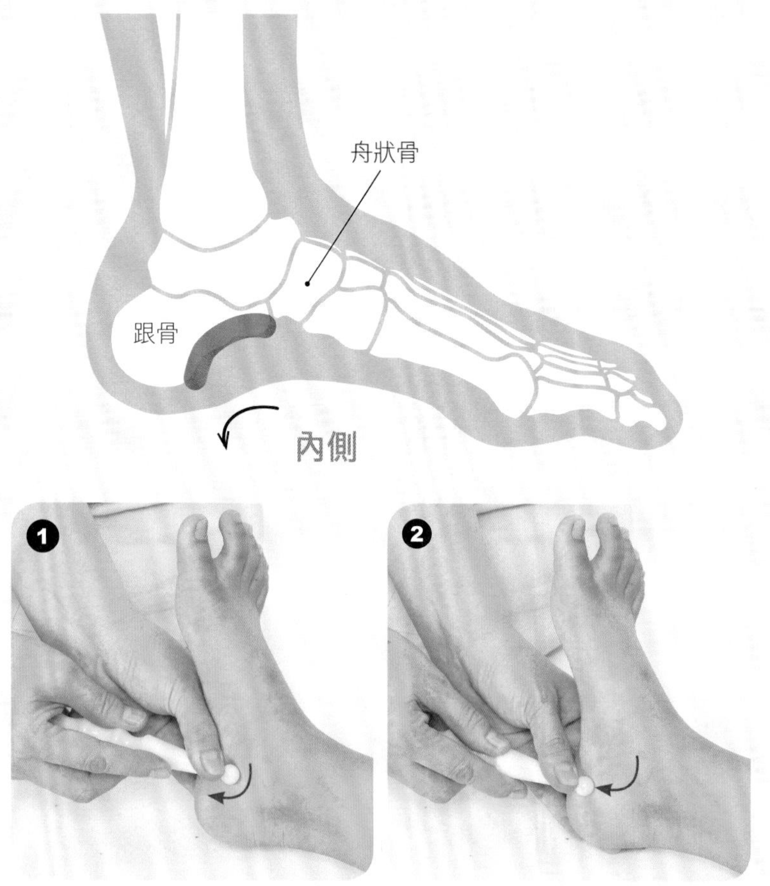

沾油操作

・內尾骨反應區・

下腹部的疼痛、腸蠕動失常、尿床、自律神經失調、生殖器官的發育等。

施作方法

徒手操作法：同薦椎徒手操作法手勢（P.91）。內側手拇指指腹前端，沿赤白肉（皮膚深、淺色交接處）向下推至腳後跟。

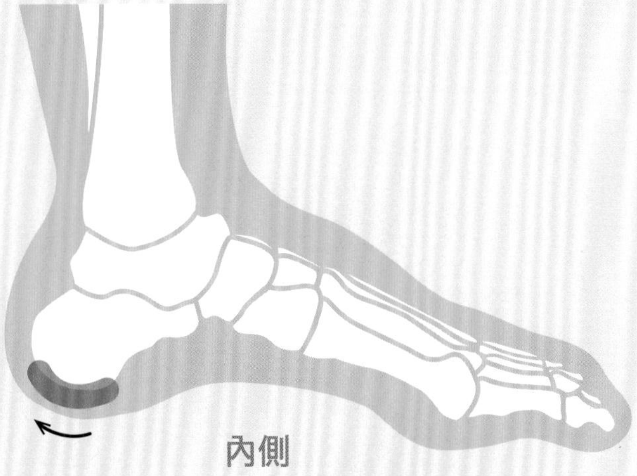

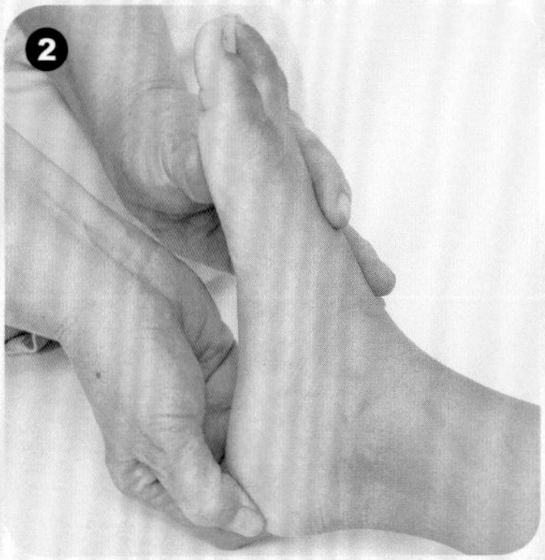

內側

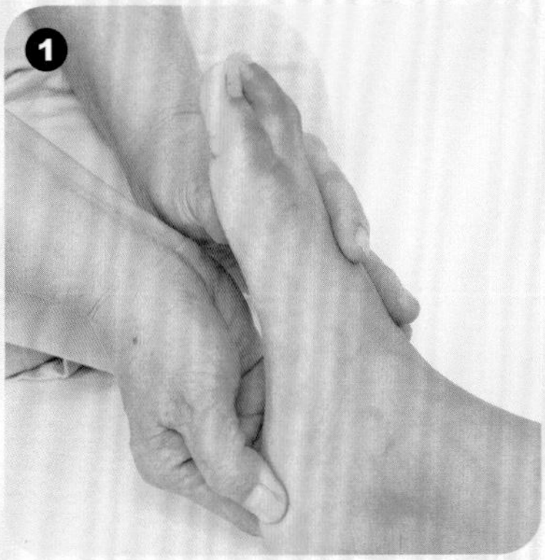

施作方法

持棒操作法：同薦椎持棒操作手勢（P.92）。兩手協力將棒頭自薦椎反應區結束點為起始，沿赤白肉（皮膚深、淺色交接處）向下推棒至腳後跟。

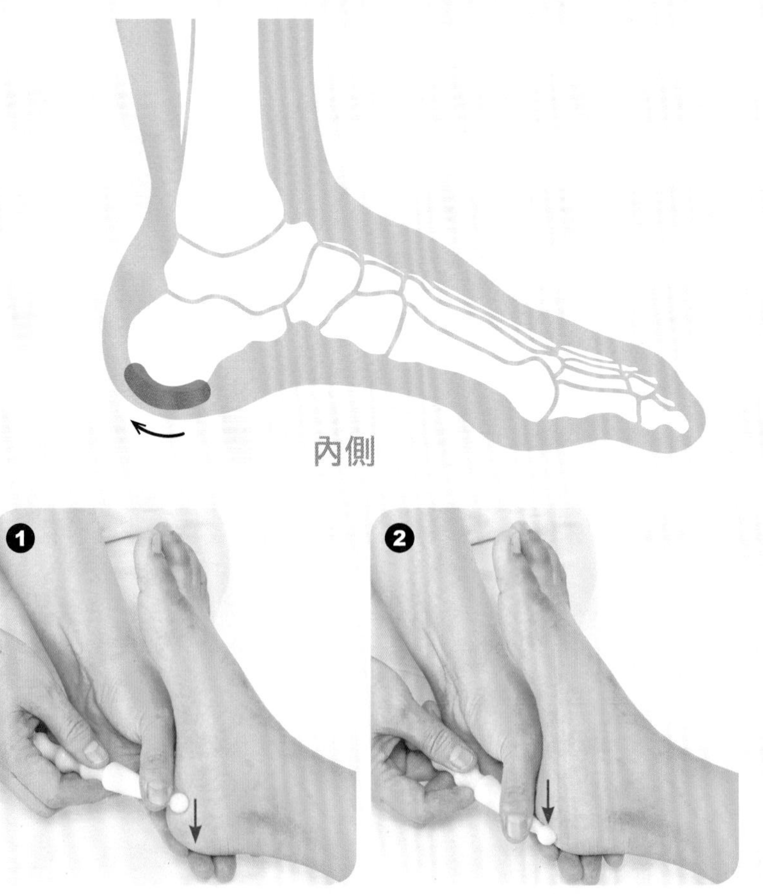

沾油操作

・膀胱反應區・

適用 孩子膀胱的病變、腎炎、尿床等問題。

施作方法 **徒手操作法**：拇指指腹前端置於薦椎反應區下方鼓起部（如圖示），分 1 ～ 2 線由上往下推。

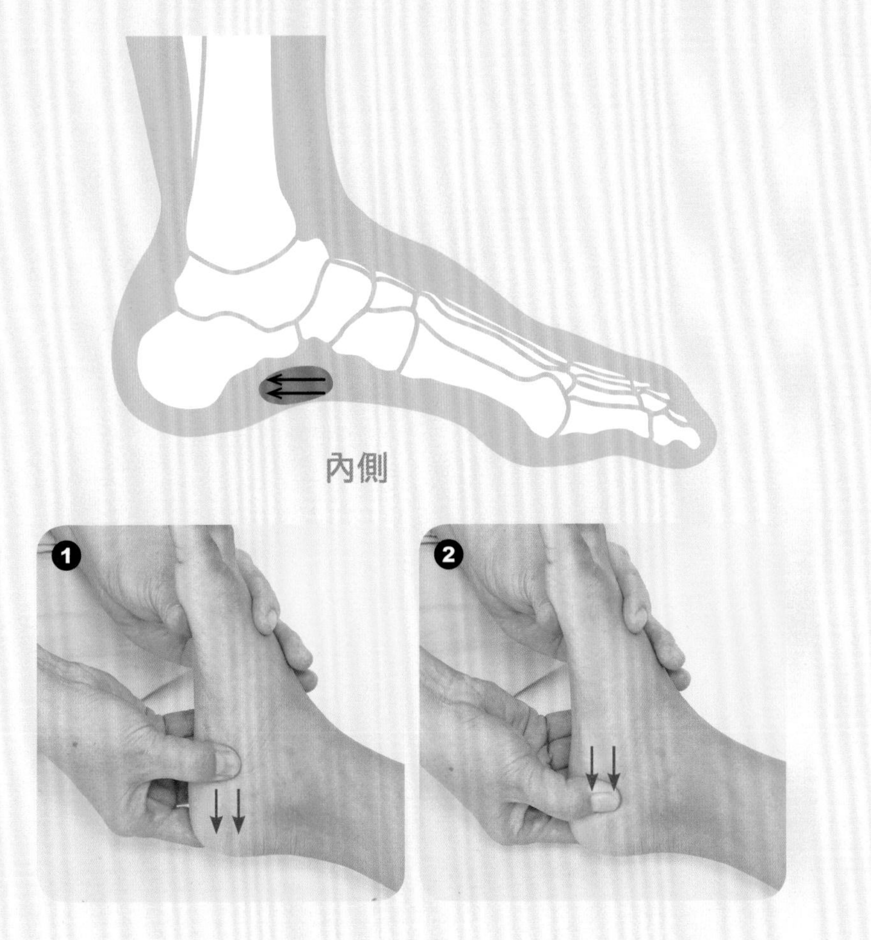

施作方法

持棒操作法：同薦椎持棒操作手勢（P.92）。棒頭置於薦椎反應區下方鼓起部（如圖示），分 1 ～ 2 線由上往下扣推。

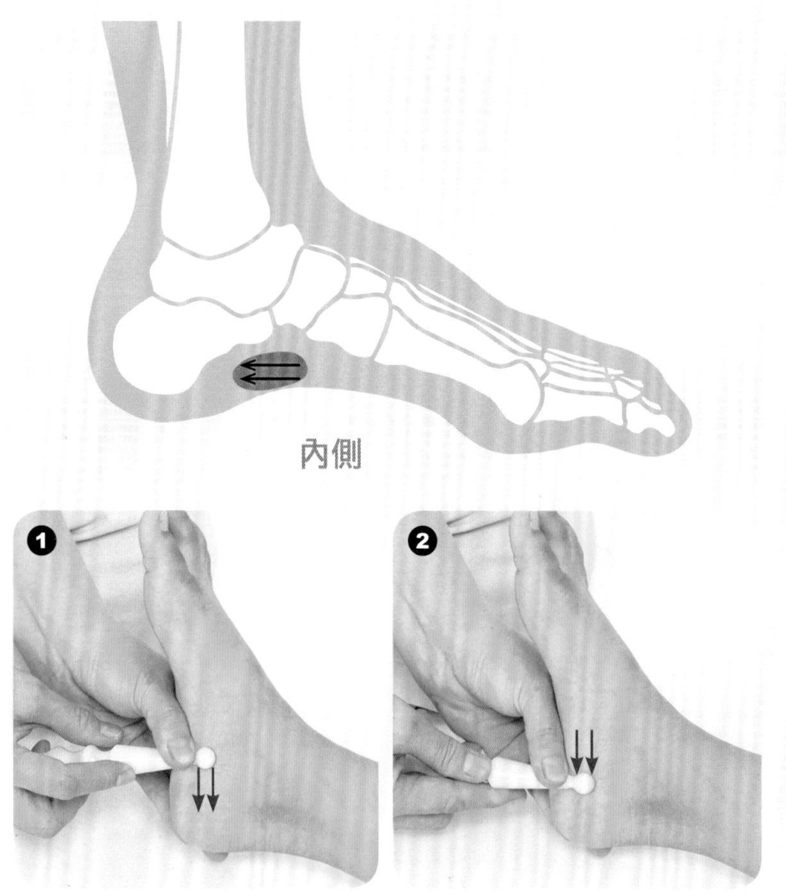

沾油操作

・生殖泌尿系統反應區・

適用　尿道感染、尿床、生殖器官的發育等問題。

施作方法　**（一）尿道（生殖器官）反應區：**

內側手握住腳跟，拇指前端由膀胱反應區後端中點向斜上方（如圖示）推出。

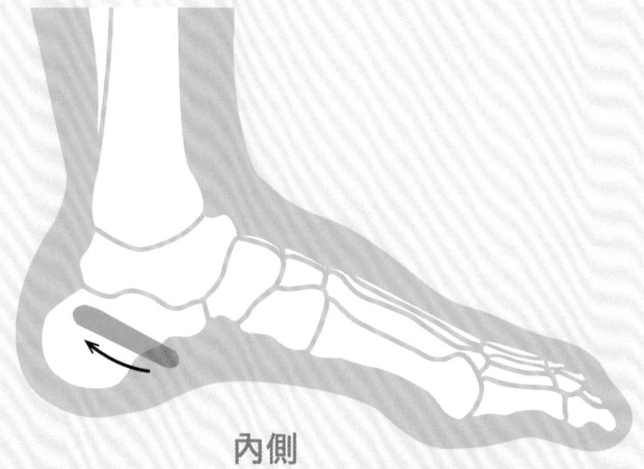

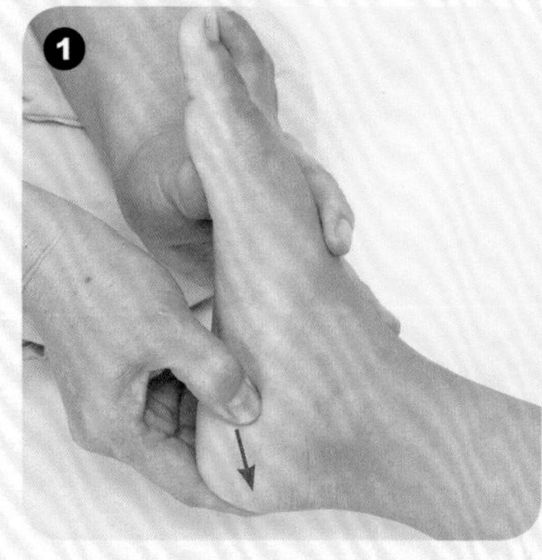

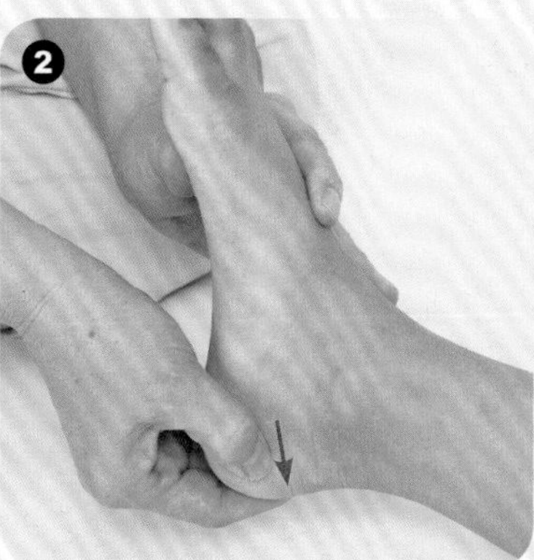

施作方法

（二）子宮 / 攝護腺反應區：

內側手握腳跟，拇指前端由腳內側足跟部，由下往上推。

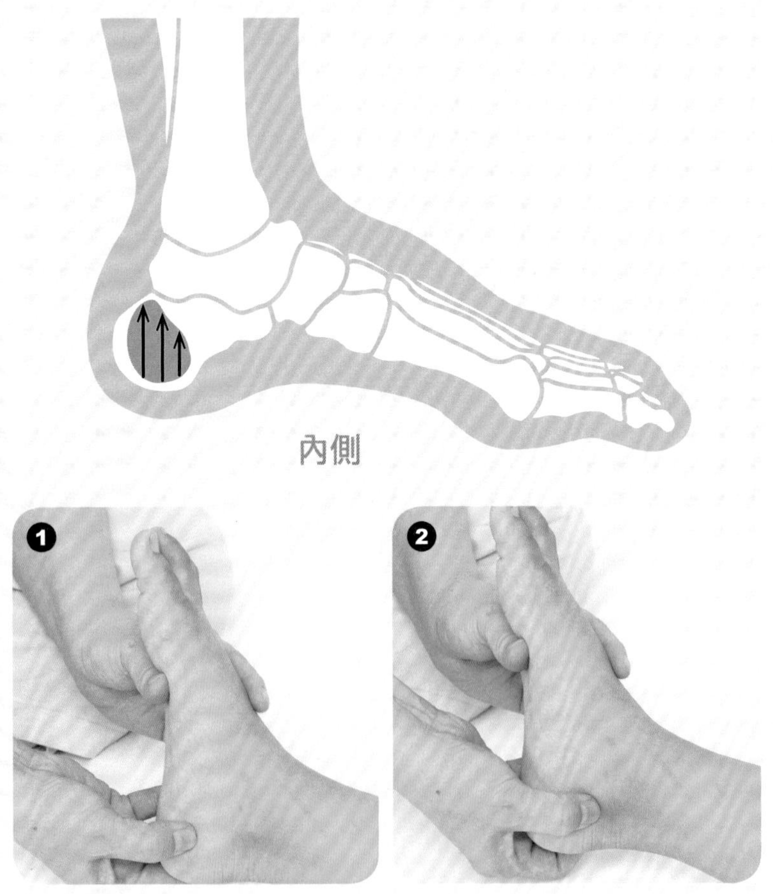

沾油操作

‧內尾椎反應區‧

適用

下腹部的疼痛、腸蠕動失常、尿床、自律神經失調、生殖器官的發育等。

施作方法

徒手操作法：拇指頂住腳底，以食指第一、第二指節扣垃。

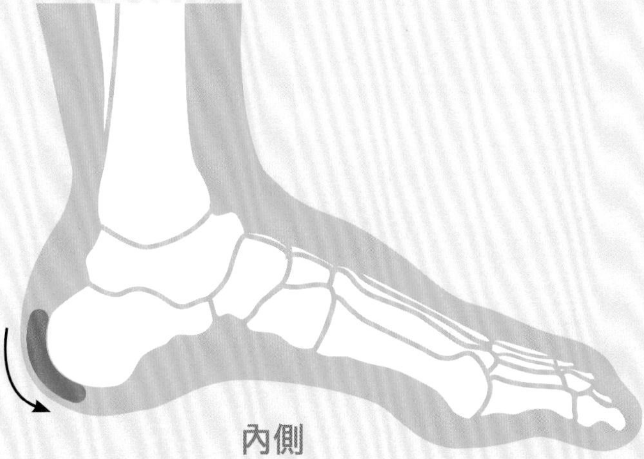

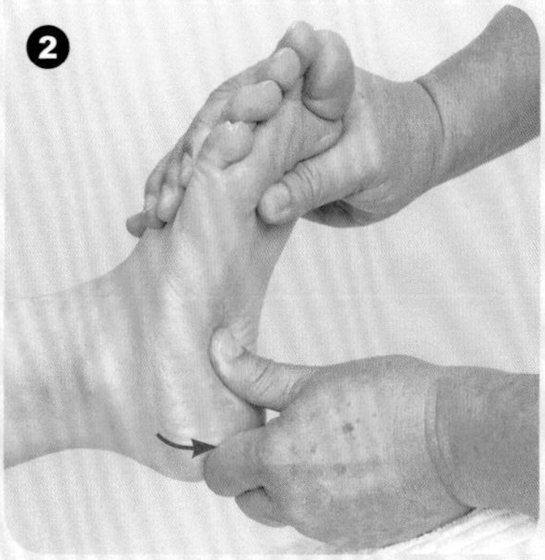

內側

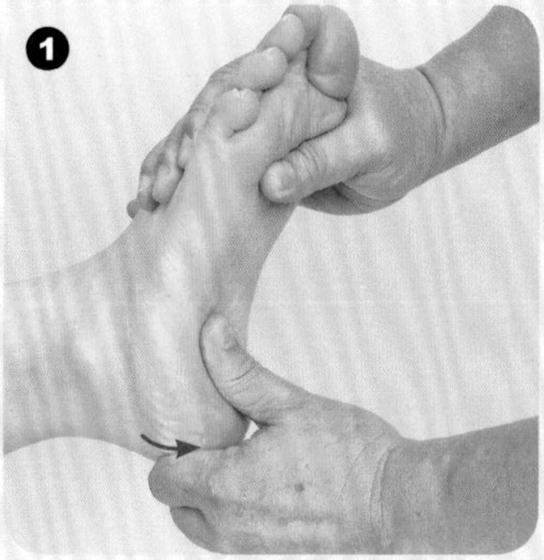

❶

❷

沾油操作

• 內側髖關節反應區 •

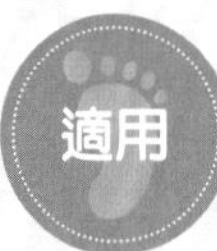

解決腰痛、臀部痛、髖關節痛等問題。

施作方法

以拇指腹於內踝骨下半部下緣（**左腳**：順時針方向沿踝骨下緣 3 點鐘至 9 點鐘；**右腳**：逆時針方向沿踝骨下緣 9 點鐘至 3 點鐘）推壓。

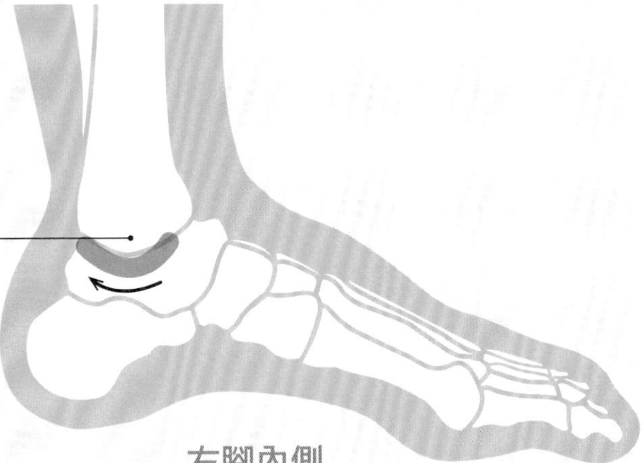

內踝骨

左腳內側

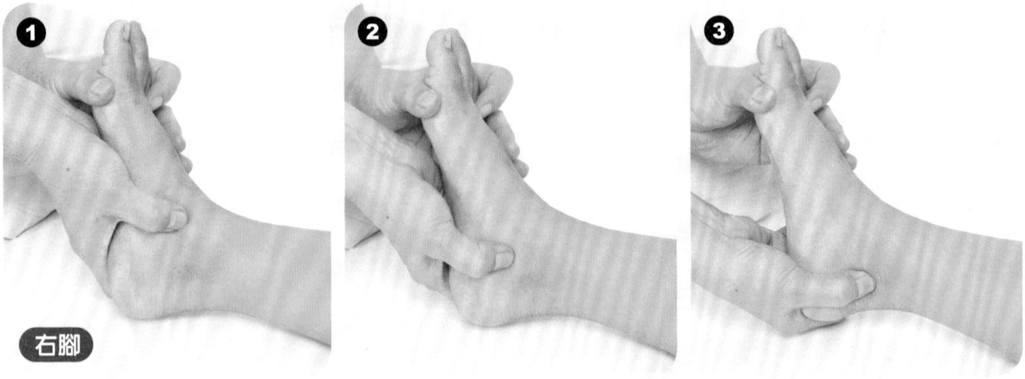

❶ ❷ ❸

右腳

沾油操作

• 直腸反應區 •

適用 緩解孩子的便祕問題。

施作方法 內側手拇指置於阿基里斯腱旁，順脛骨方向往上推約 3 至 4 根橫指（指幅）。

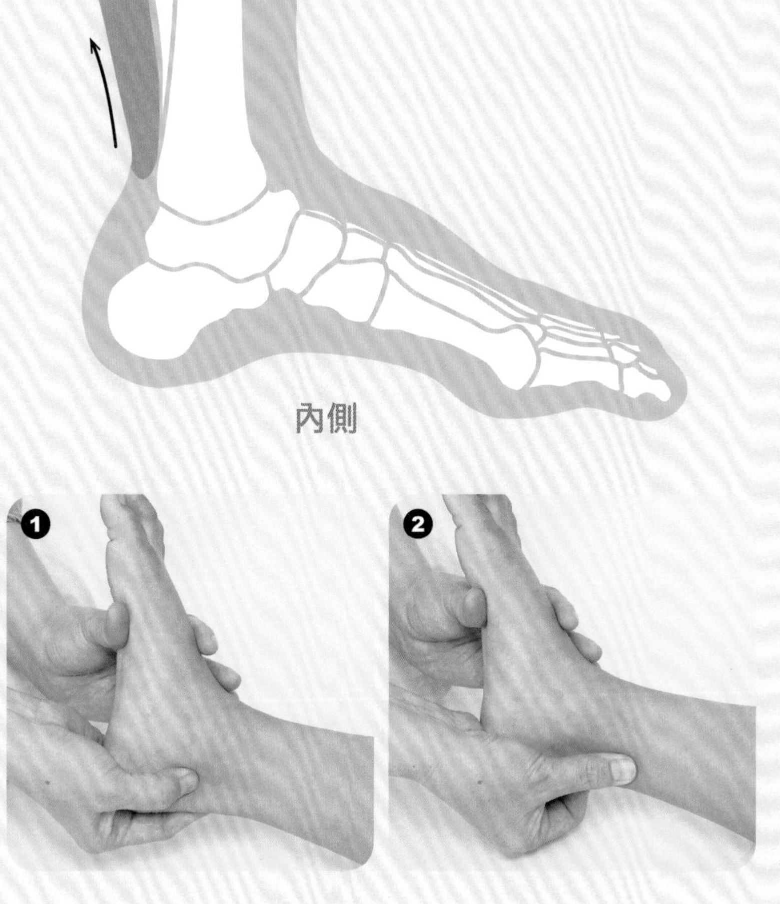

腳背部

適用範圍含括：食道、氣管、胸乳部、肋骨、與暈眩相關的內耳迷路，以及淋巴系統：包括上身淋巴、胸管淋巴、腹部淋巴、軀幹淋巴、鼠蹊淋巴等。

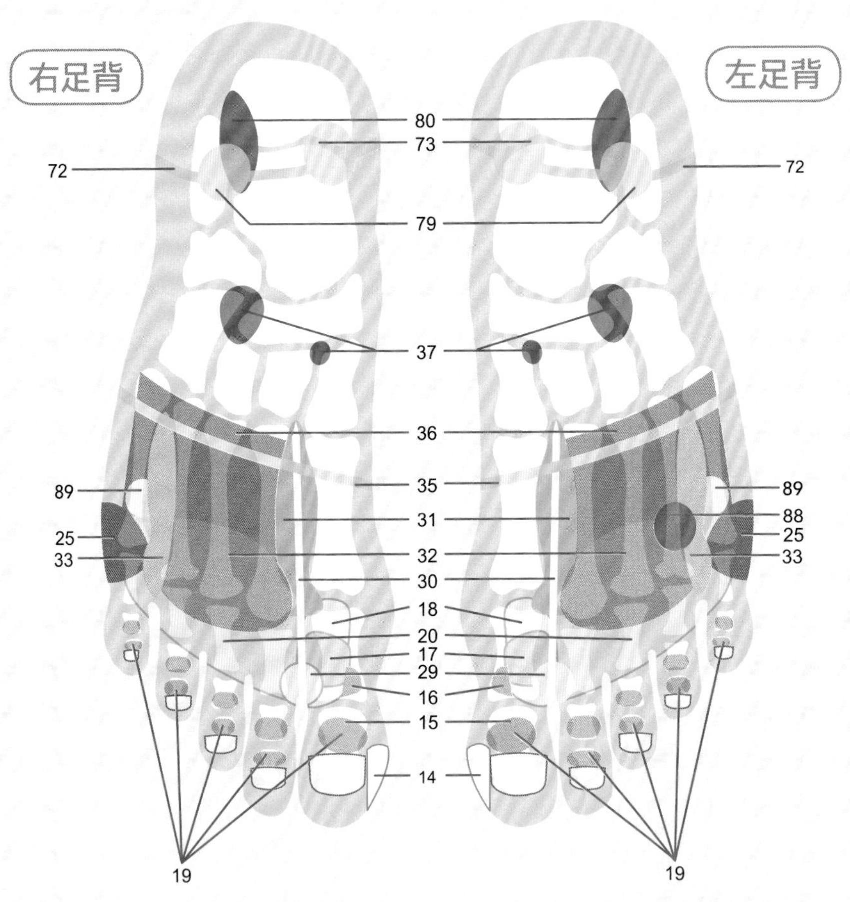

14. 鼻	**20.** 上身淋巴	**32.** 胸、乳部	**73.** 腹部淋巴
15. 上顎	**25.** 肩關節	**33.** 內耳迷路	**79.** 軀幹淋巴
16. 下顎	**29.** 聲帶、喉頭	**35.** 橫膈膜	**80.** 薦椎痛點
17. 扁桃腺	**30.** 氣管、食道	**36.** 肋骨	**88.** 心臟（腳背）
18. 頭夾肌	**31.** 胸管淋巴（左腳） 右淋巴幹（右腳）	**37.** 腰痛點	**89.** 腋下淋巴
19. 牙齒		**72.** 鼠蹊淋巴	

沾油操作

‧第一、四趾縫拇指推法‧

（食道、氣管、內耳迷路等的反應區）

適用 氣管、支氣管炎、咳嗽、暈眩及暈車等問題。

施作方法 兩手拇指尖側邊，分別置於腳背第一、四趾縫處，由第一、四趾縫下緣推向中足骨近心端止。

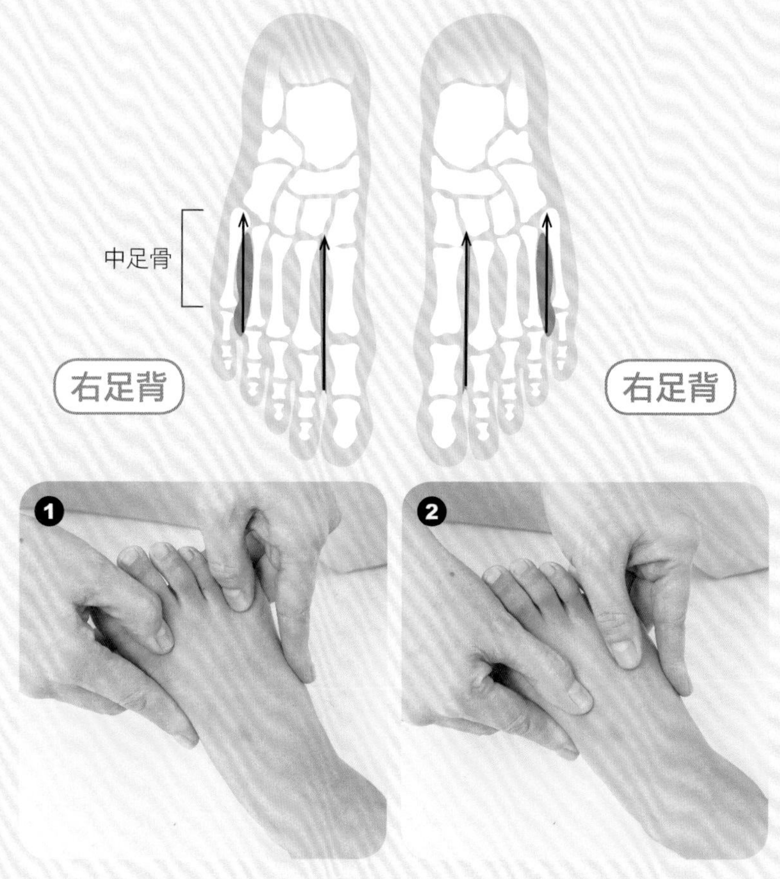

沾油操作

・第二、三趾縫拇指推法・

(肋骨反應區)

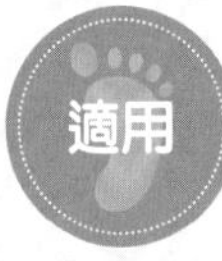

適用 胸悶、痛等問題的緩解。

施作方法 兩手拇指尖側邊，分別置於腳背第二、三趾縫，由第二、三趾縫下緣推向中足骨近心端止。

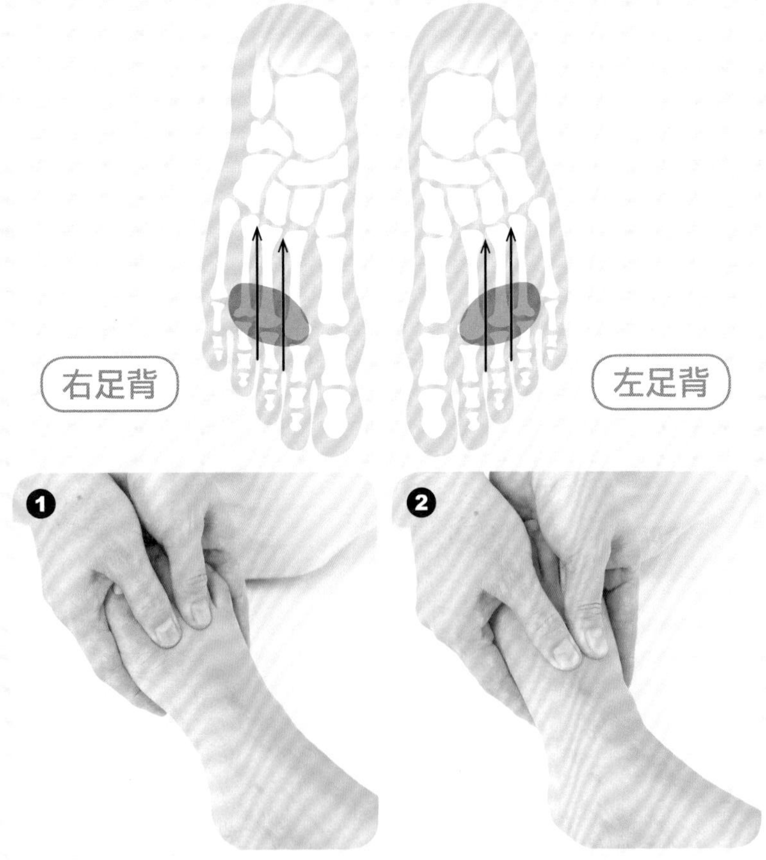

沾油操作

・腳背扇形推法・

適用 活化上身淋巴、腋下淋巴、軀幹淋巴、腹部淋巴、胸乳部、橫膈膜等反應區。解決身體淋巴的阻塞、病變等問題。

施作方法 兩手拇指置於腳背趾蹼線（趾根部）下緣（如圖示❶），兩拇指以刷雨刷方式，呈扇形按摩腳背至腳底內外兩側為止，分三次前進以完全覆蓋腳背部為原則。

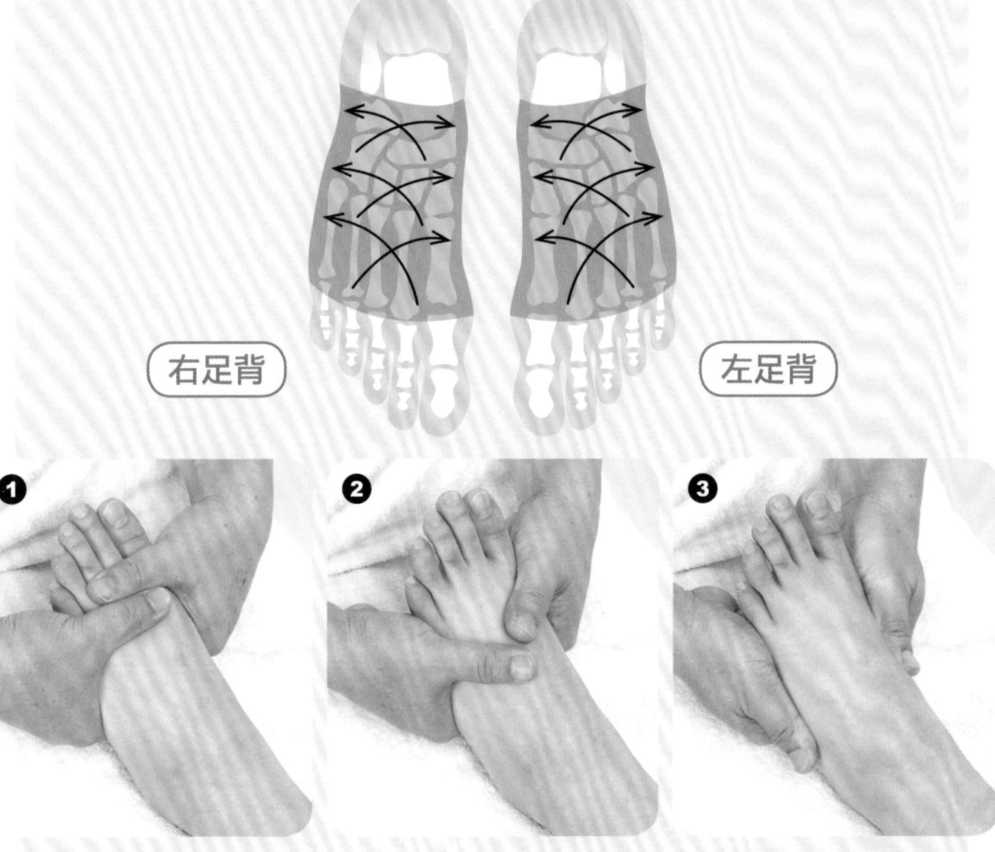

沾油操作

・腳踝環繞推法・

活化骨盆淋巴、軀幹淋巴、腹部淋巴及鼠蹊淋巴。

施作方法

兩手第三、四、五指交叉托起對方腳跟。兩手拇指內側環著內、外踝骨繞圓圈，在中間做「人」字交叉。

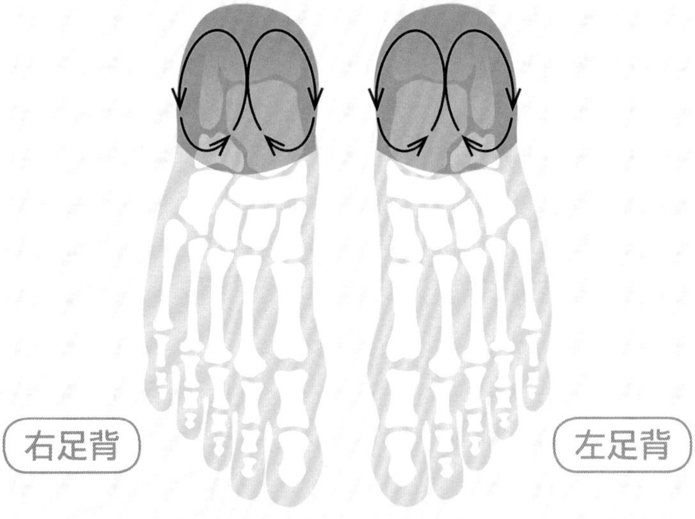

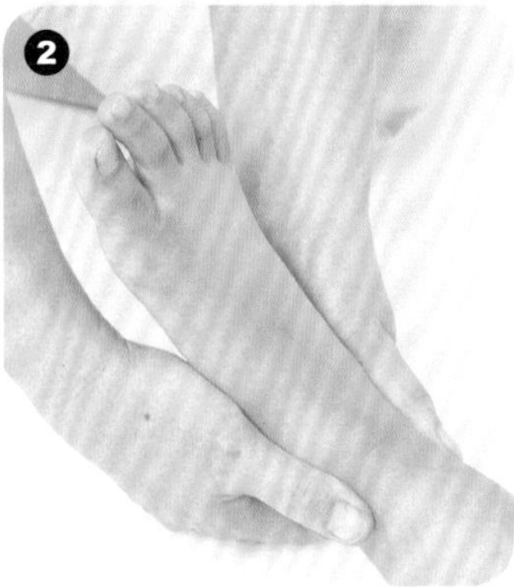

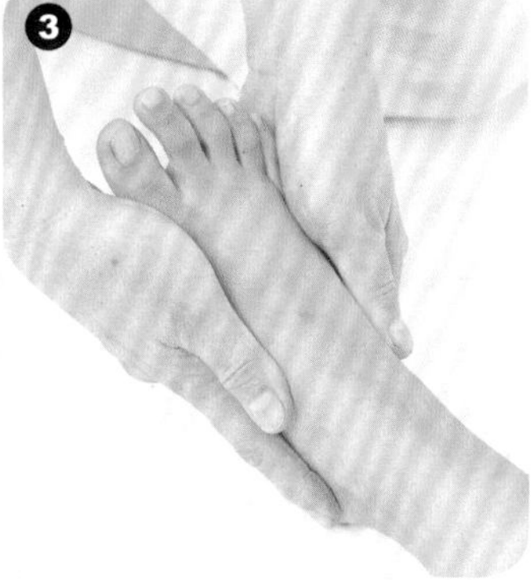

右足背　左足背

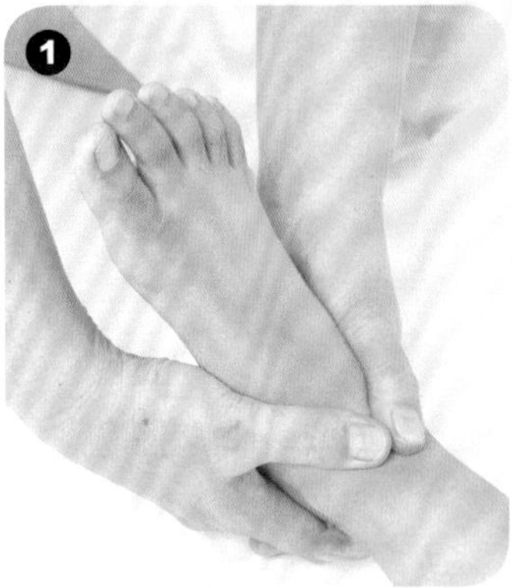

❶ ❷ ❸

沾油操作

•夾拉•

適用 活化鼠蹊淋巴，以及處理輸精管、輸卵管阻塞的問題。

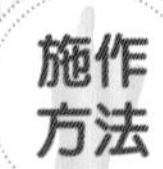

施作方法 食、拇指置於內、外踝骨尖下方，由下往上夾拉。

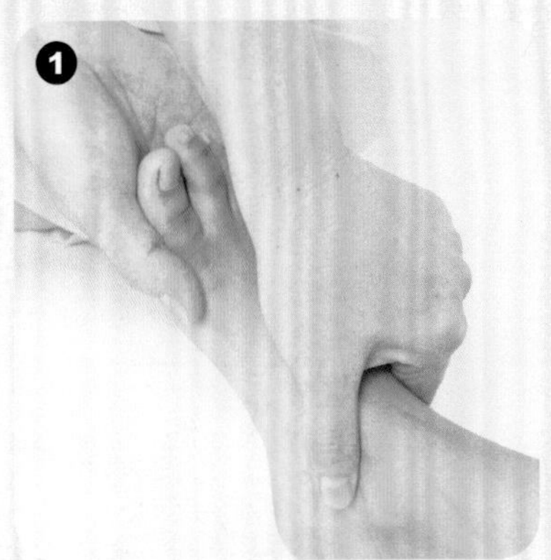

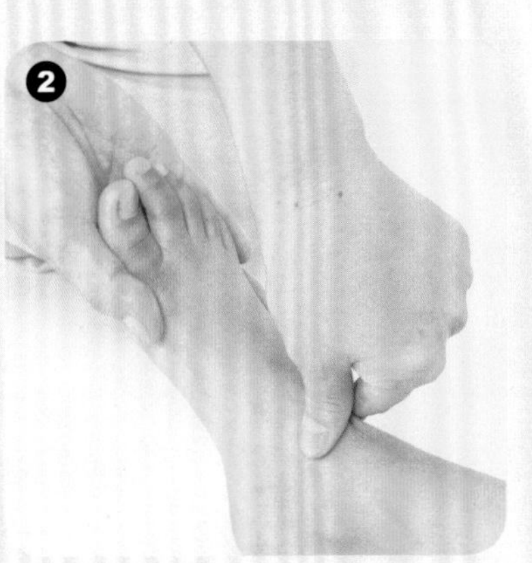

•舒緩•

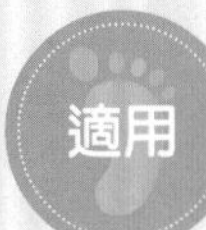

適用 讓孩子感覺舒服與沉靜，可以更容易進入後半段的程序。

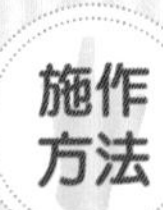

施作方法 用外側手全手掌，由腳趾部輕撫推至腳踝部上緣數次。

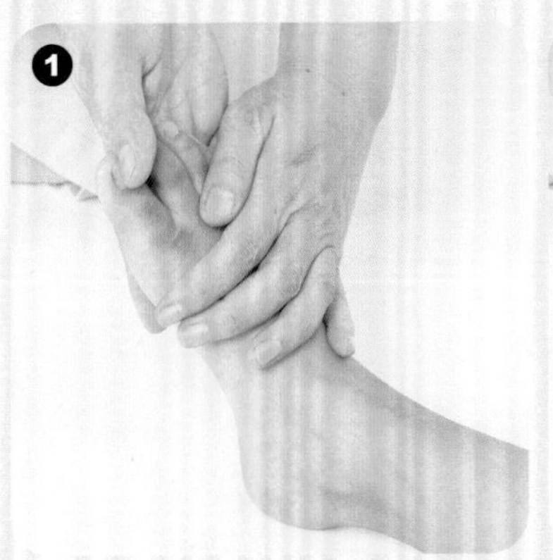

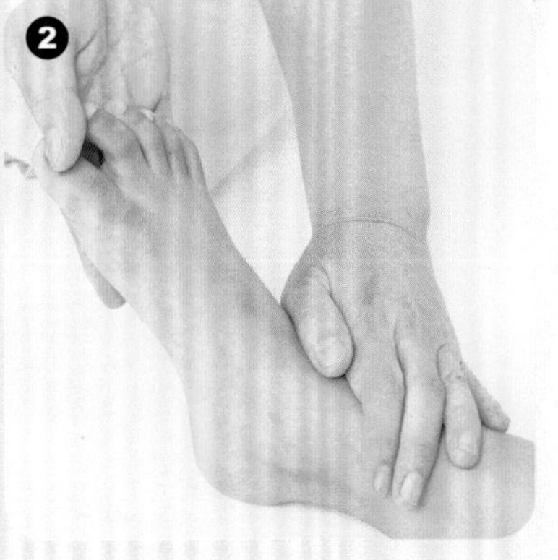

腳外側部

主要反應身體外側部位，包括：肩、肘、膝、外髖關節，以及外尾骨、外側坐骨神經等反應區。

孩子的肢體、關節、臀部等部位的不舒服，或運動傷害，都會在這個區域處理病理反應物現象。

卵巢、睪丸的發育問題，也會在這個區域處理。

腳外側反應區圖

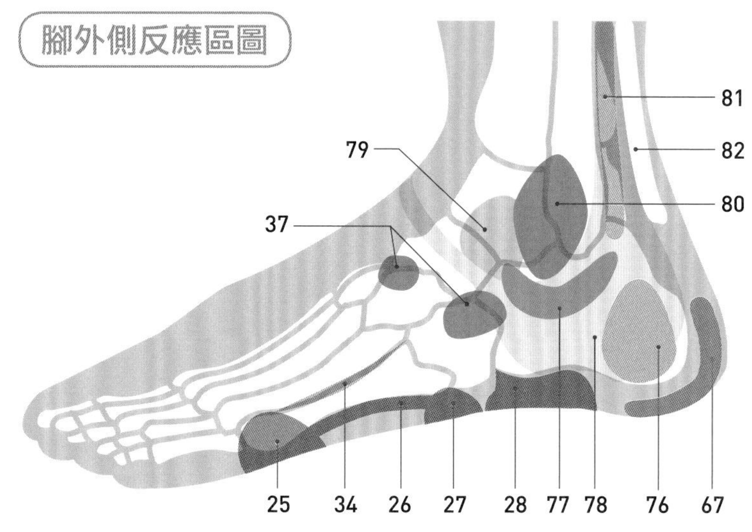

25. 肩關節	**76.** 卵巢或睪丸
26. 上肢	**77.** 外髖關節
27. 肘關節	**78.** 外側骨盆淋巴
28. 膝關節	**79.** 軀幹淋巴
34. 肩胛骨	**80.** 薦椎痛點
37. 腰痛點	**81.** 外側坐骨神經
67. 外尾骨	**82.** 小腹肌肉放鬆區

沾油操作

・肩關節反應區・

適用 肩頸背的痠痛、手臂無力。

施作方法 手拇指在腳底為支點；食指彎曲，以末節指關節內側去摳拉第五趾基節關節（近腳趾根）的腳背區及側面區。而後將拇指移置於腳背當支點，摳拉腳底區的基節關節。

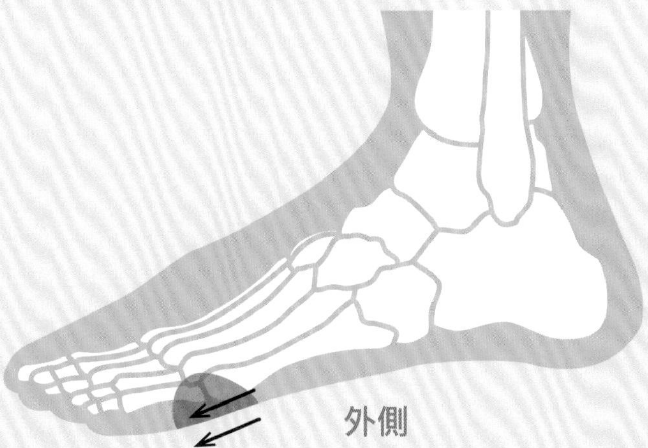

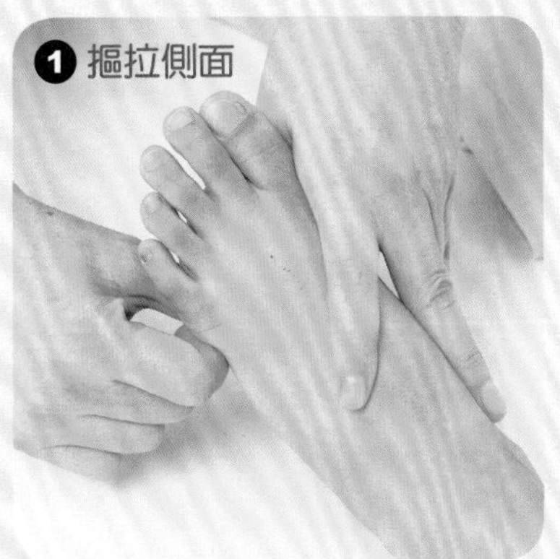
❶ 摳拉側面

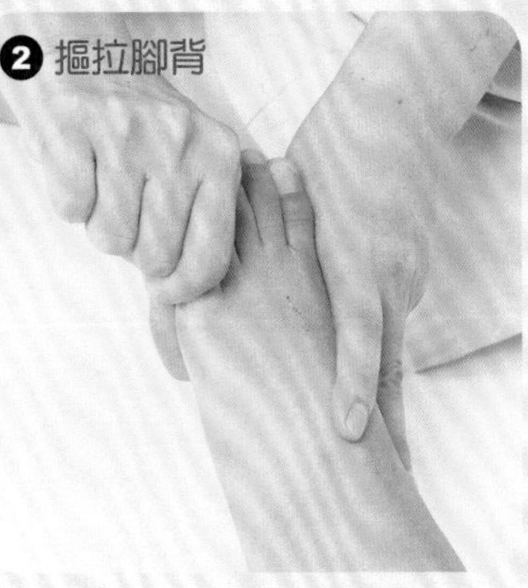
❷ 摳拉腳背

沾油操作

・肘關節反應區・

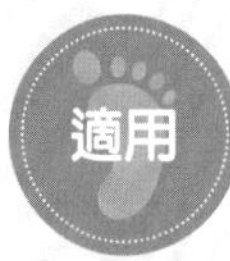

適用 肘關節的疼痛。

施作方法 摳拉第五中足骨近心端關節的腳背區、側面區、腳底區。

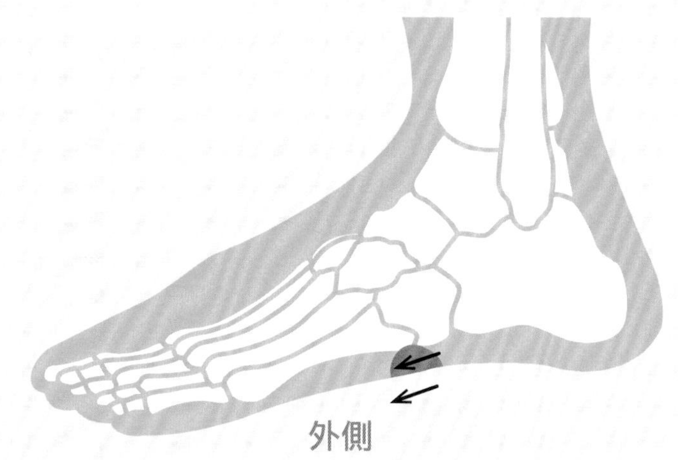

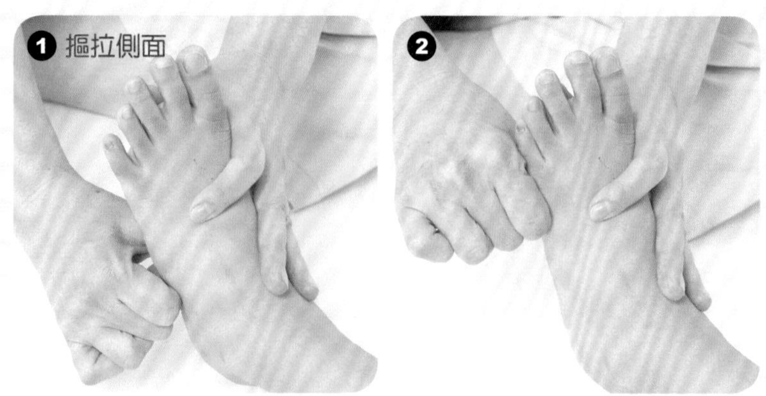

沾油操作

・膝關節反應區・

適用 膝關節發炎、痠痛、腫脹、生長痛。

施作方法 **徒手操作法**：外側手拇指置於第五中足骨後下方的ㄇ字形無骨區域，以拇指指腹前端沿著骨縫往跟骨方向壓推，至跟骨凹陷處之前，轉而推往腳底止。

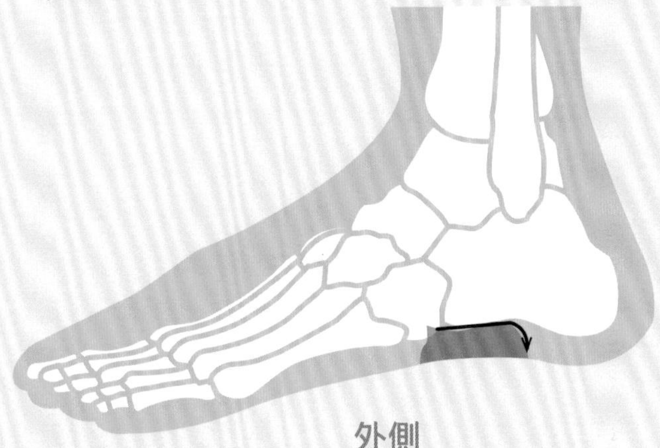

外側

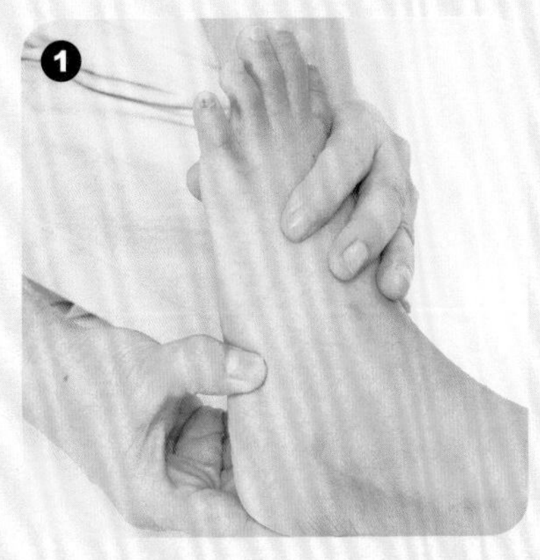

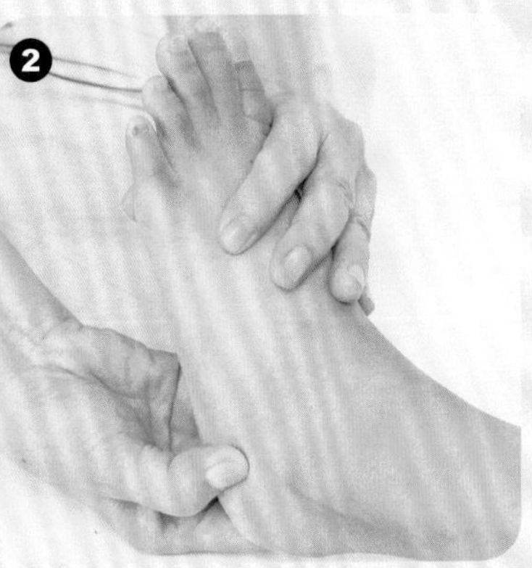

施作方法

持棒操作法：外側手持棒，內側手拇指置於棒頭部，棒頭置於第五中足骨後下方的ㄇ字形無骨區域，沿骨縫往跟骨方向推棒，至跟骨凹陷處前收棒。（注意：棒頭不能壓到骨頭。）

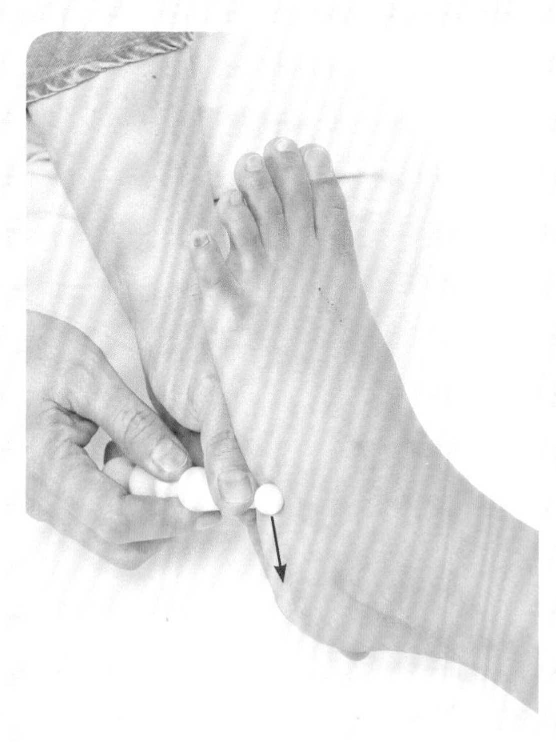

沾油操作

‧外尾骨反應區‧

適用 腰部及下腹部的疼痛、腸蠕動失常、尿床、自律神經失調、生殖器官等問題。

施作方法 同（P.112）膝關節拿棒手勢。棒頭在外尾骨反應區（如圖）沿外側的跟骨下緣（赤白肉區域），推棒至腳後跟。

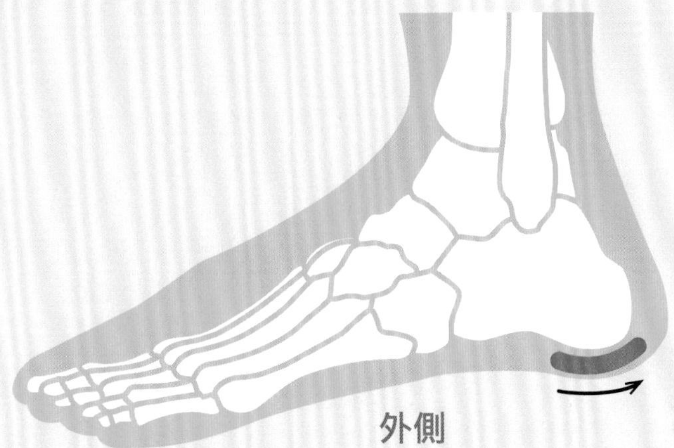

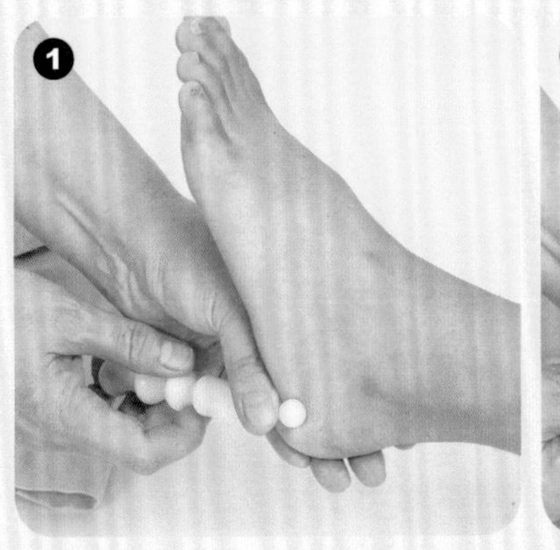

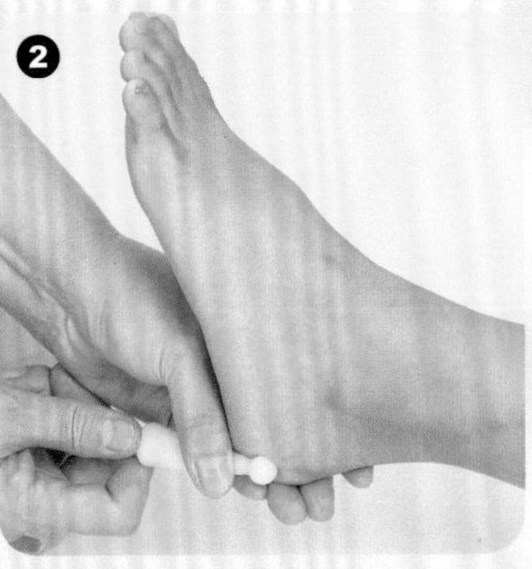

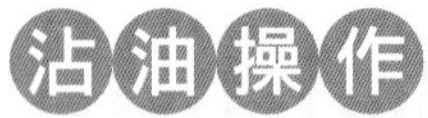

・卵巢／睪丸反應區・

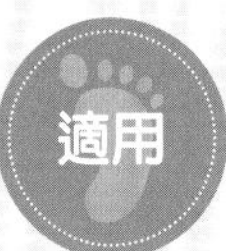

解決陰囊靜脈曲張、隱睪，或促進卵巢的正常發育等。

施作方法

用拇指腹在跟骨外側由下向上推出。

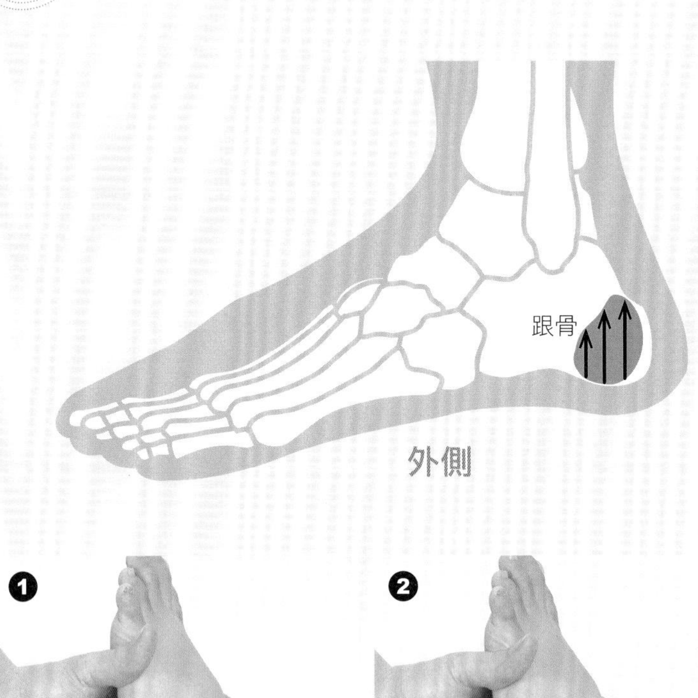

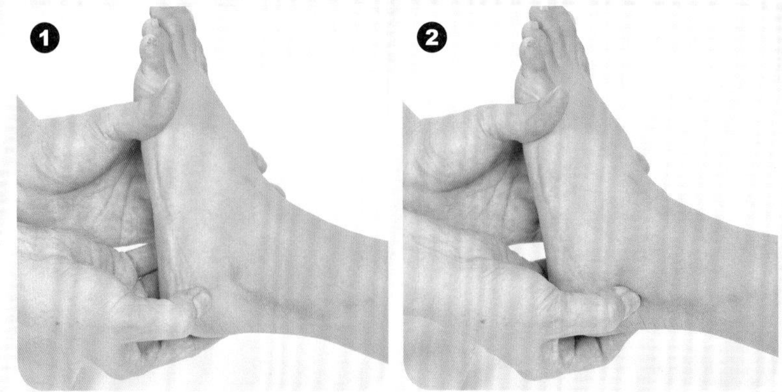

沾油操作

・外尾椎反應區・

適用

腰部及下腹部的疼痛、腸蠕動失常、尿床、自律神經失調、生殖器官的問題等。

施作方法

拇指頂住孩子的腳底，以食指指關節內側摳拉足後跟骨。

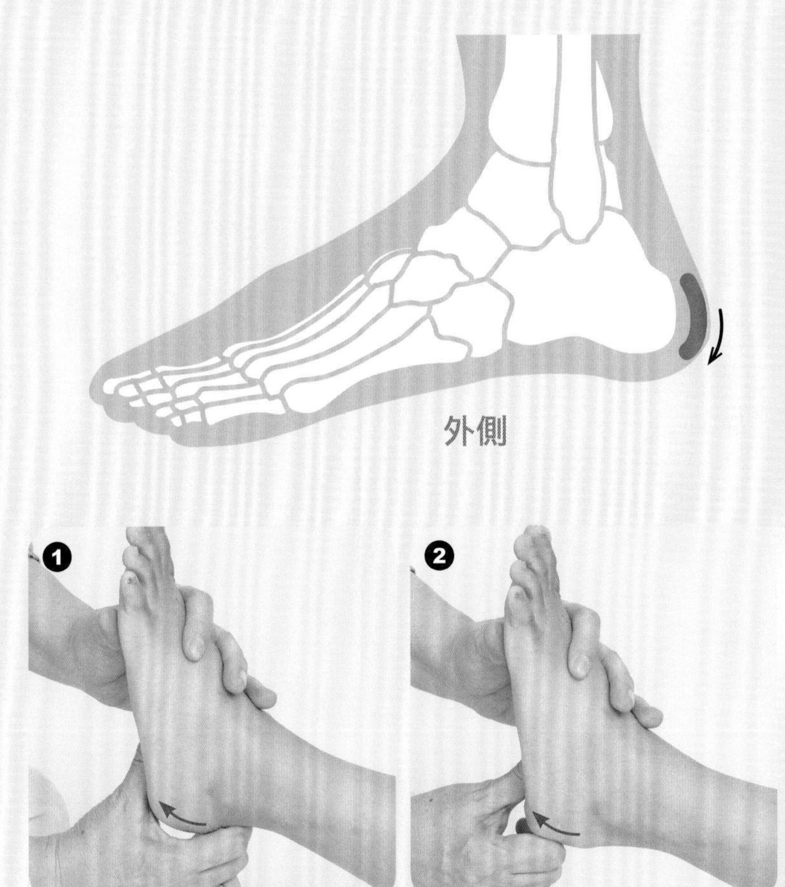

沾油操作

·薦椎痛點·

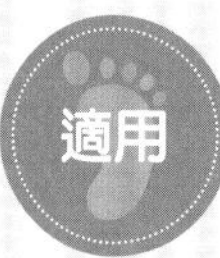

適用　解決孩子的下腹部疼痛，以及閃到腰等問題。

施作方法　拇指指腹由外踝骨凸出之上半部，往前分三線向上斜推。

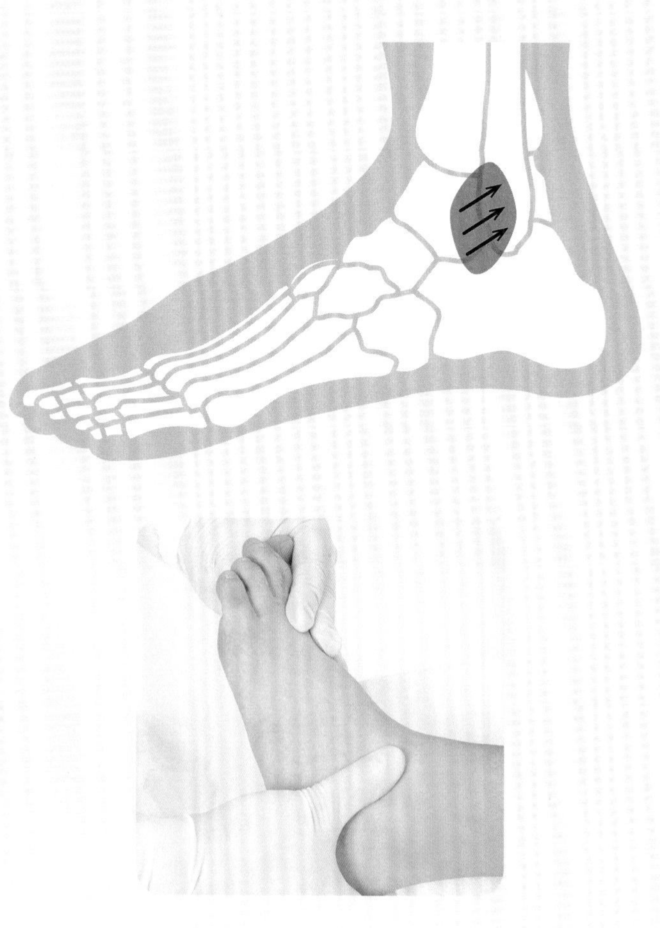

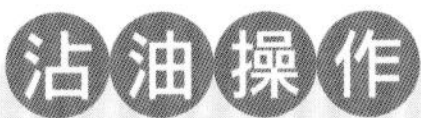

・外側髖關節・

適用　閃到腰後的反射痛、髖關節痛。

施作方法　拇指腹於外踝骨下半部下緣（**左腳**：逆時針方向，沿踝骨下緣 9 點鐘至 3 點鐘；**右腳**：順時針方向，3 點鐘至 9 點鐘）推壓。

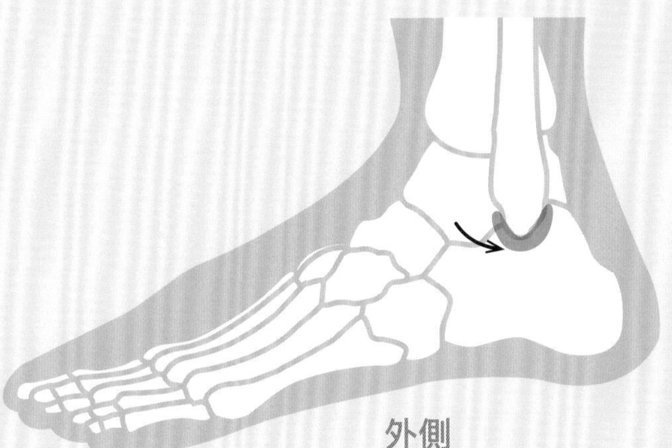

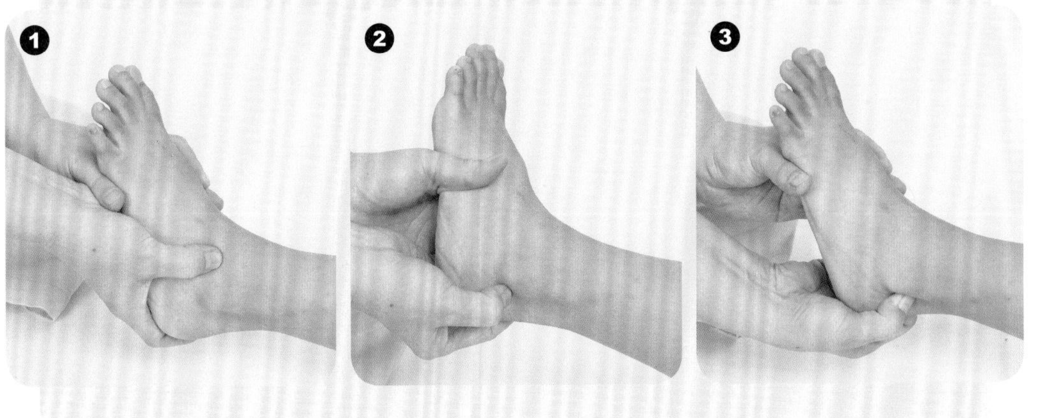

沾油操作

・小腹肌肉放鬆區・

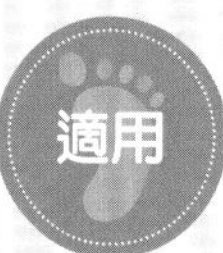

孩子小腹部位外傷的復原、下腹腔的不適，以及減肥。

施作方法

同 P.117 手勢。拇指置於外側阿基里斯腱（腳跟上的肌腱）旁，順腓骨方向往上推約 3 至 4 根橫指。

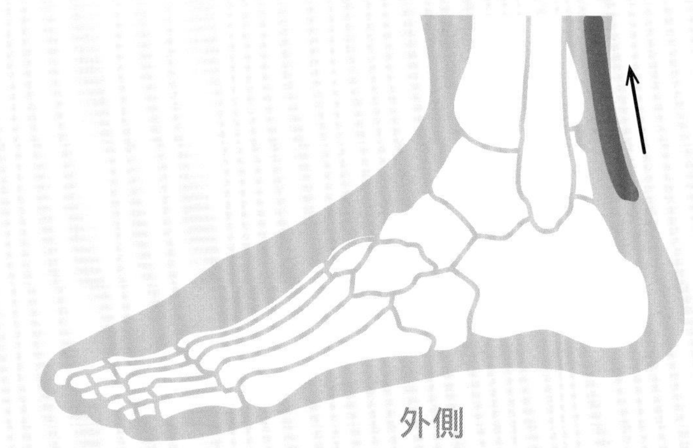

外側

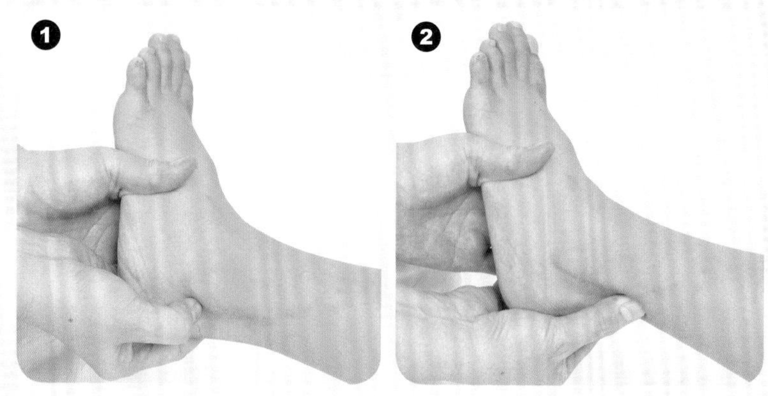

腳底部

腳底部是身體內臟器官的反應區，也是甲狀腺、副甲狀腺、腎上腺等內分泌的反應區，同時還是腹腔神經叢、太陽神經叢反應區的集中區域。在操作過程中，一個推棒動作，可能通過好幾個內臟反應區。

1. 大腦
2. 腦垂體
3. 額竇（腳拇趾）
4. 太陽穴
5. 小腦
6. 頸部
7. 血壓調整點
8. 副甲狀腺
9. 脾經刺激點
10. 甲狀腺
11. 額竇（二.三.四.五趾）
12. 眼睛
13. 耳朵
14. 鼻
15. 上顎
16. 下顎
17. 扁桃腺
18. 頭夾肌
19. 牙齒
20. 上身淋巴
21. 頸椎
22. 胸椎
23. 腰椎
24. 薦椎
25. 肩關節
26. 上肢
27. 肘關節
28. 膝關節
29. 聲帶、喉頭
30. 氣管、食道
31. 胸管淋巴（左腳）/右淋巴幹（右腳）
32. 胸、乳部
33. 內耳迷路
34. 肩胛骨
35. 橫膈膜
36. 肋骨
37. 腰痛點
38. 斜方肌
39. 肺
40. 心
41. 賁門
42. 胃（左）
43. 胰臟（左）
44. 十二指腸（左）
45. 腎臟
46. 腎上腺
47. 脾
48. 腹腔神經叢
49. 胃（右）
50. 幽門
51. 胰臟頭（右）
52. 十二指腸（右）
53. 膽
54. 肝
55. 輸尿管
56. 膀胱
57. 盲腸
58. 迴盲瓣
59. 上行結腸
60. 橫行結腸
61. 小腸
62. 下行結腸
63. 乙狀結腸
64. 肛門、直腸
65. 骨盆腔內器官
66. 內尾骨
67. 外尾骨
68. 尿道、陰道、陰莖
69. 子宮或攝護腺
70. 內髖關節
71. 內側骨盆淋巴
72. 鼠蹊淋巴
73. 腹部淋巴
74. 直腸、痔瘡
75. 內側坐骨神經
76. 卵巢或睪丸
77. 外髖關節
78. 外側骨盆淋巴
79. 軀幹淋巴
80. 薦椎痛點
81. 外側坐骨神經
82. 小腹肌肉放鬆區
83. 舌
84. 太陽神經叢
85. 支氣管
86. 內側坐骨神經痛點
87. 外側坐骨神經痛點
88. 心臟（腳背）
89. 腋下淋巴

腳底反應區全圖

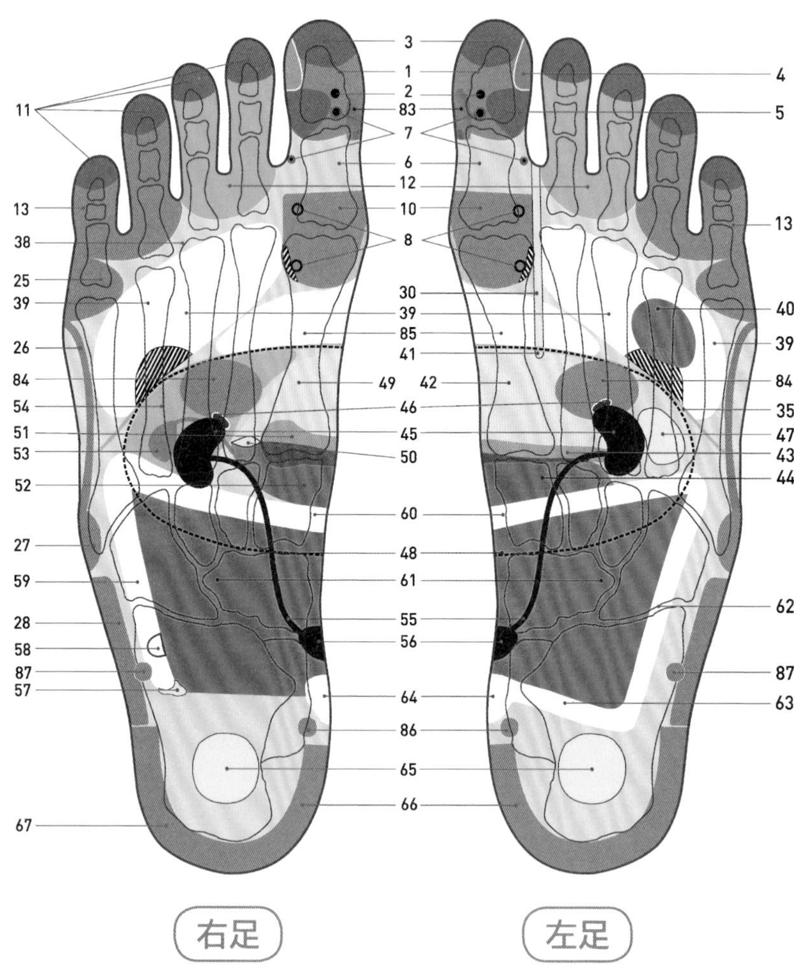

11
13
38
25
39
26
84
54
51
53
52
27
59
28
58
87
57
67
3
1
2
83
7
6
12
10
8
30
39
85
41
49
42
46
45
50
60
48
61
55
56
64
86
65
66
4
5
13
40
39
84
35
47
43
44
62
87
63
右足
左足

沾油操作

・甲狀腺反應區・

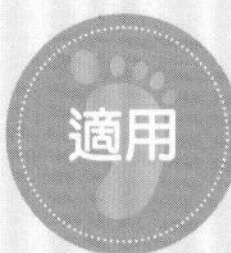

甲狀腺機能亢進或不足、新陳代謝異常、肥胖、消瘦、睡不沉、情緒不穩、心悸等問題。

施作方法

以食指末節指關節內側為施力點，由下而上在孩子腳底第一中足骨與腳拇趾基節關節區，摳拉 2 至 3 線。

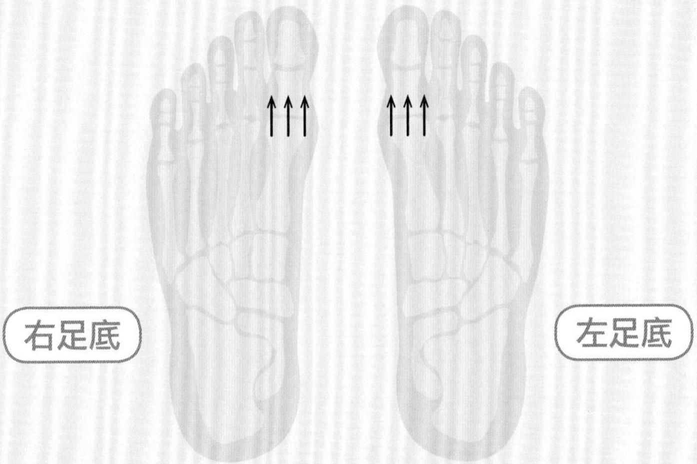

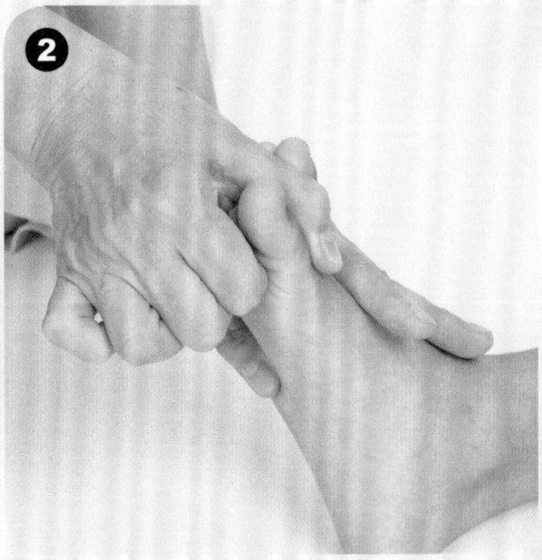

右足底

左足底

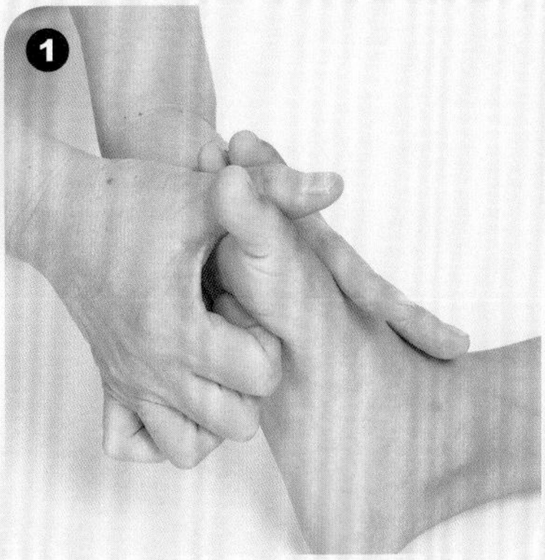

❶

❷

沾油操作

・副甲狀腺反應區・

因副甲狀腺機能不足引起的失眠、抽筋、筋骨痠痛、手足麻痺、指甲脆弱、便祕、肌肉神經過度興奮所導致的咽喉及氣管痙攣；以及因副甲狀腺機能亢進引起的四肢肌肉鬆弛、腎結石、白內障、病理性骨折等。

施作方法

把內側手拇指尖放在孩子的腳拇趾基節（外側）近心端，及第一骨縫中足骨（外側）遠心端的骨凸敏感處點壓。

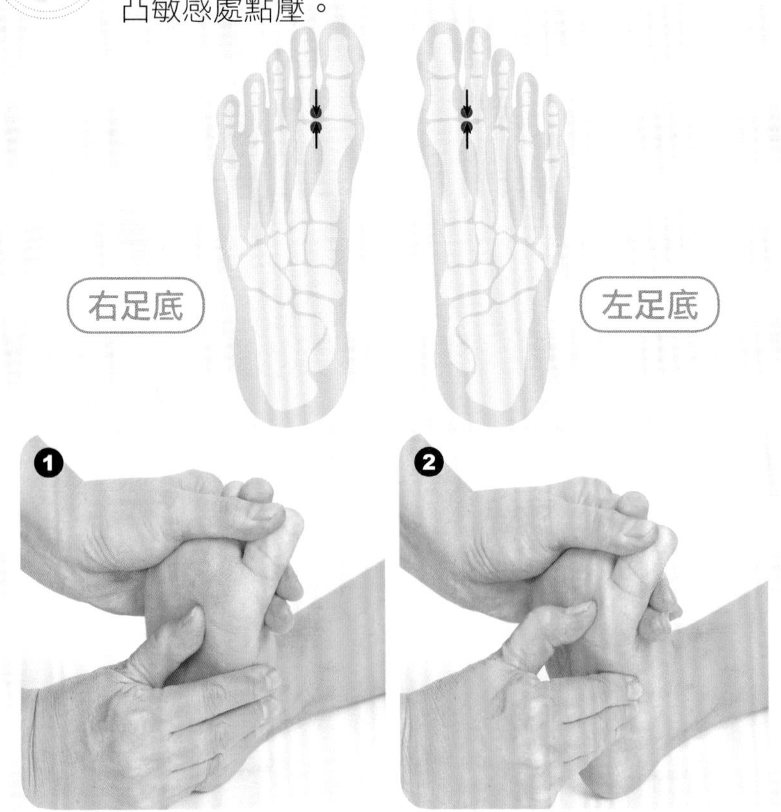

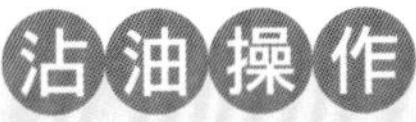

・斜方肌反應區・

適用 背部抽痛、僵硬、落枕或肩背痠痛等問題。

施作方法 兩手拇指指腹前端，由孩子的趾骨與中足骨關節處，向上壓推至趾縫止，由內而外依序操作。

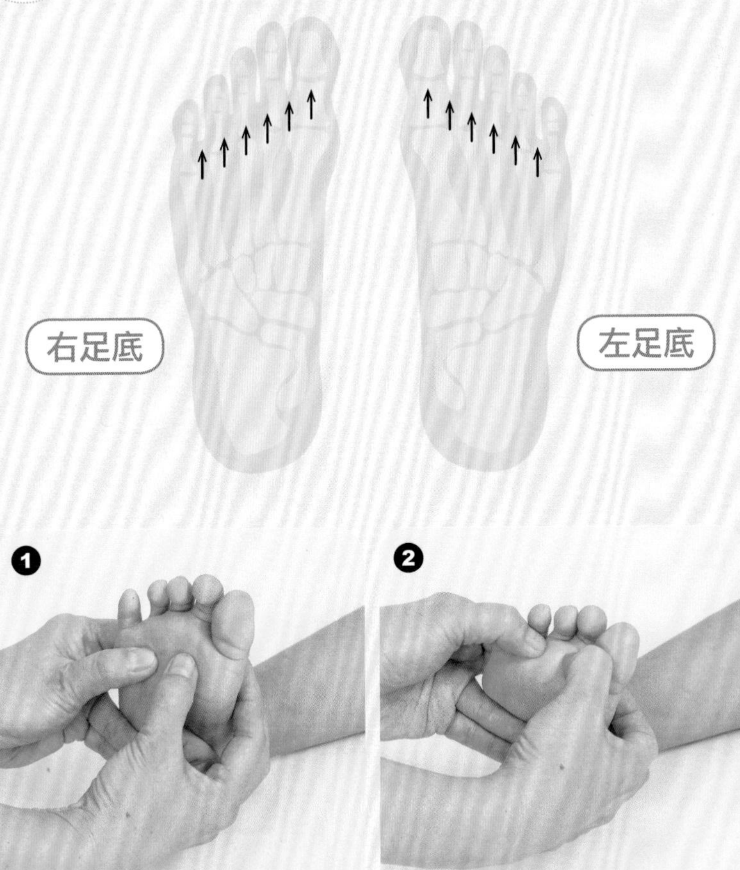

沾油操作

・胸腔・

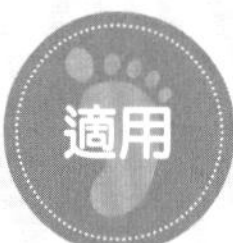

包括：肺、支氣管反應區，以及（左腳）心臟反應區。適用有關呼吸系統、循環系統的問題。

施作方法

較小的兒童：以拇指指腹前端沿趾基節關節依序操作。

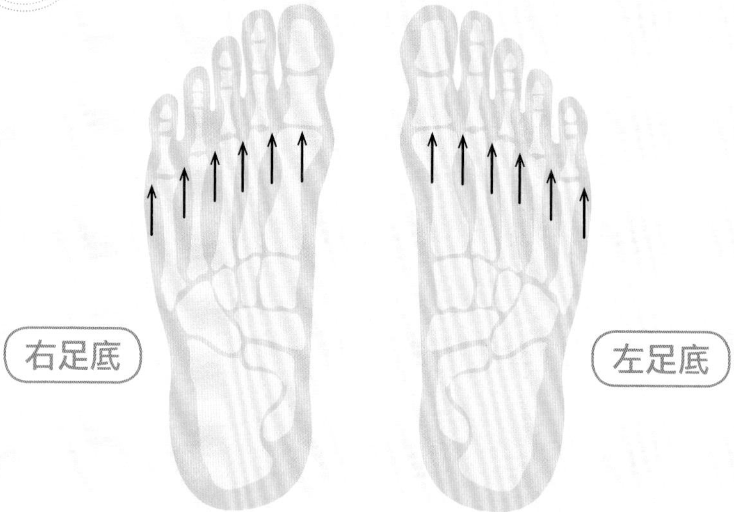

右足底

左足底

❶

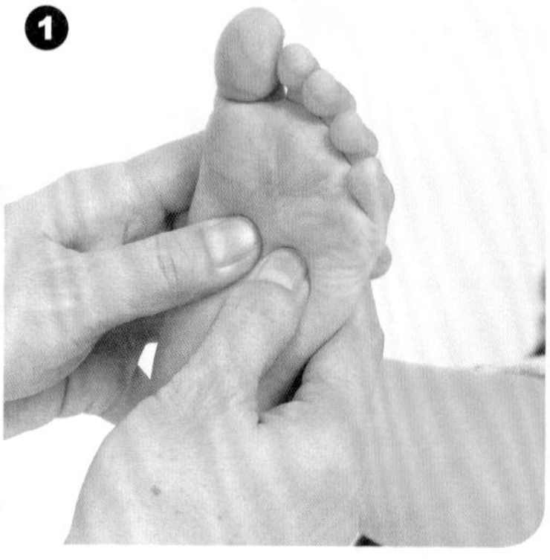

❷

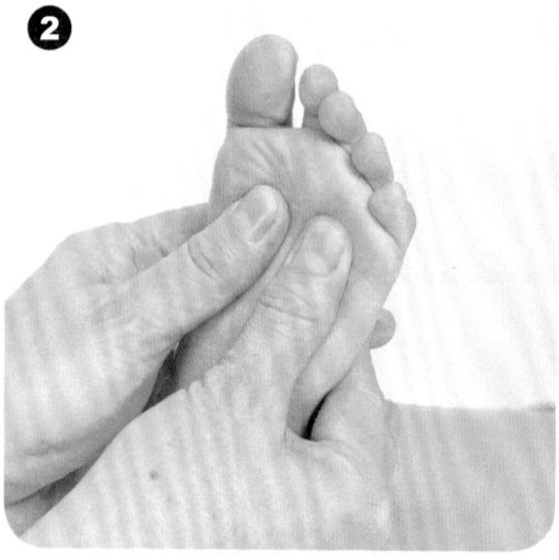

施作方法

較大的兒童：右手提棒，由中足骨中間處，沿骨縫由下往上提拉至趾骨與中足骨關節下緣止，由內而外沿趾基節關節依序操作。

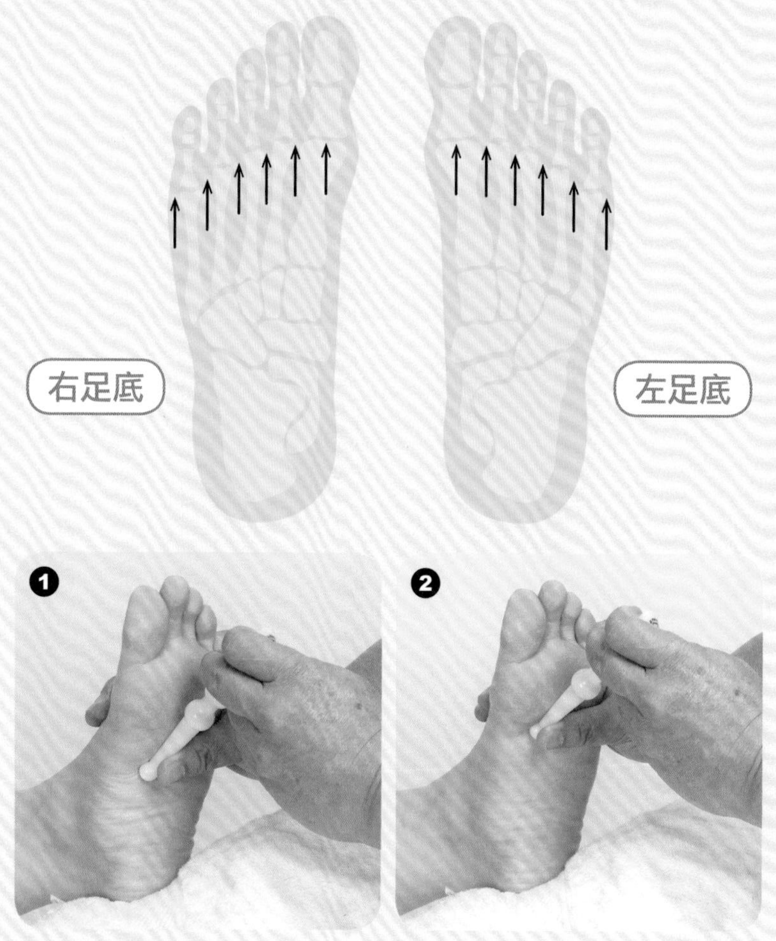

沾油操作

・上腹腔・

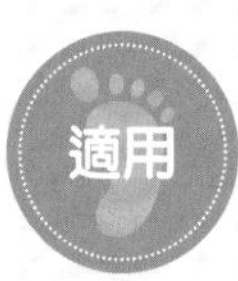

適用

包含：胃、胰、十二指腸、腹腔神經叢、太陽神經叢、腎、腎上腺等反應區；以及（左腳）脾反應區，（右腳）肝、膽反應區。適用於孩子的消化系統、自律神經系統，及腎上腺分泌物不正常所引發的各種症狀。

施作方法

較小的兒童：自腳掌橫切 1/2 處（腳趾不算），以拇指指腹前端向上壓推至腳掌 1/4 處。由腳內側往外側依序操作。

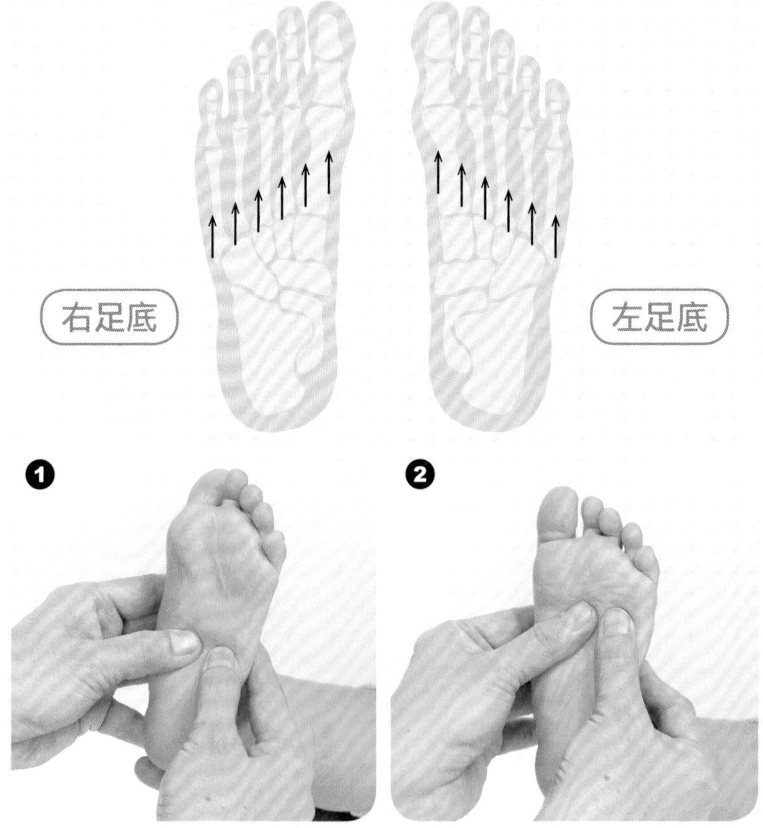

施作方法

較大的兒童：可以持橫棒，依 P.126 位置一棒挨著一棒，由下往上操作推棒。施作過程中，隨時注意孩子的反應，適時調整力道。

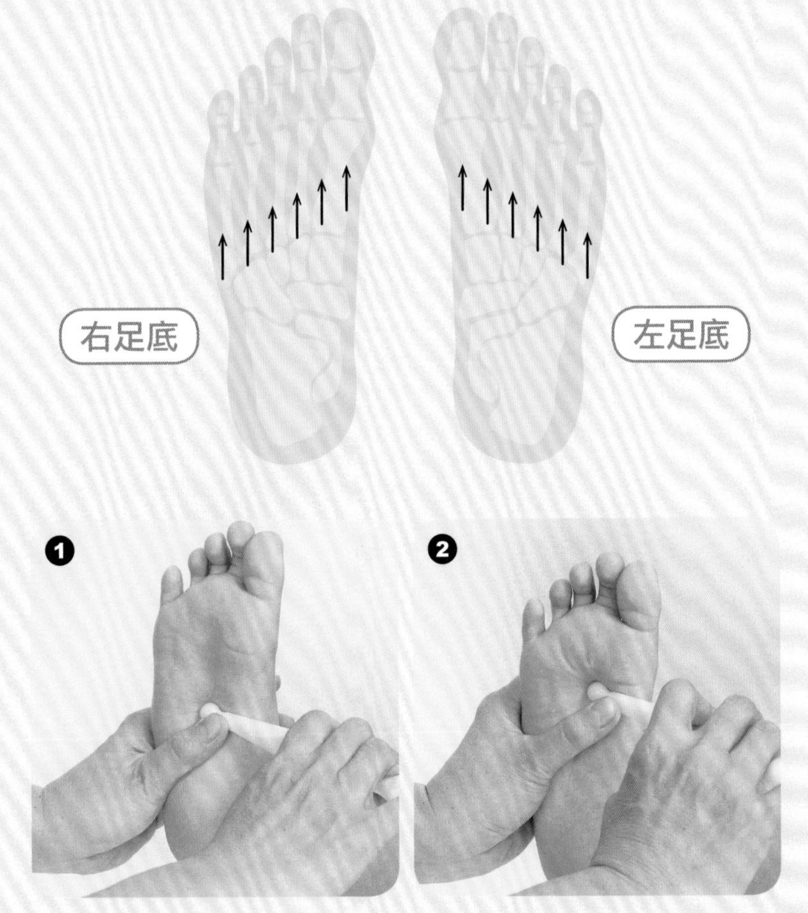

沾油操作

・下腹腔・

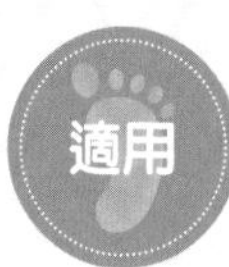

包含的反應區有小腸、輸尿管、肛門，以及在左腳上的橫結腸、降結腸、乙狀結腸、直腸；和右腳上的升結腸、橫結腸、盲腸、迴盲瓣反應區。適用於孩子消化、排泄系統的問題解決。

施作方法

較小的兒童：以拇指指腹前端自腳掌橫切 1/2 處，向下壓推至腳底足跟處止。由內而外操作 6 線。

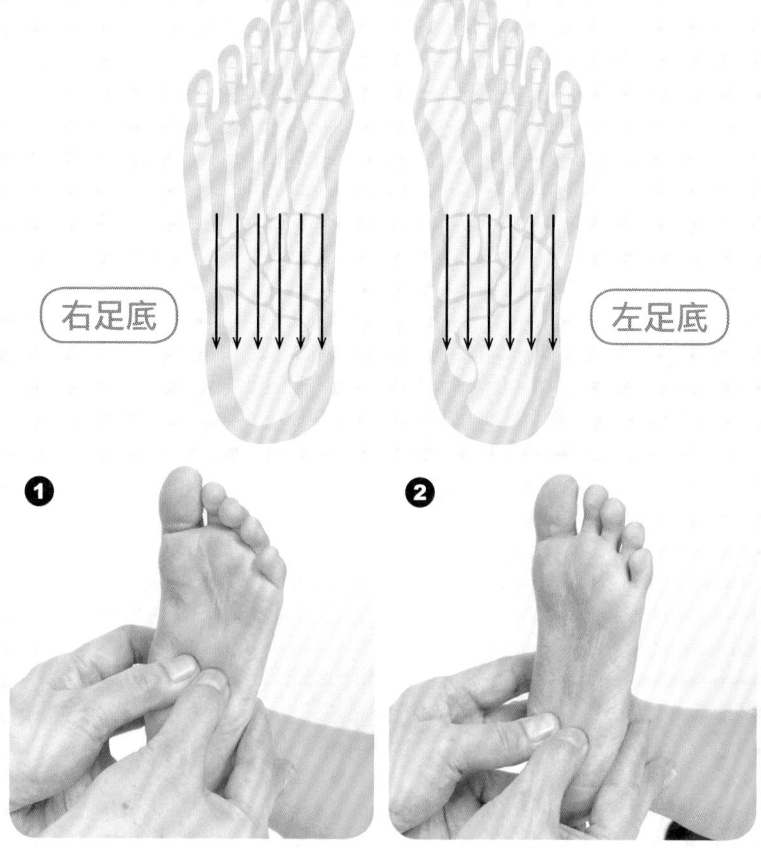

施作方法

較大的兒童：可以持橫棒，依 P.128 位置一棒挨著一棒，由上往下操作推棒。從腳內側至腳外側依序操作 6 線。

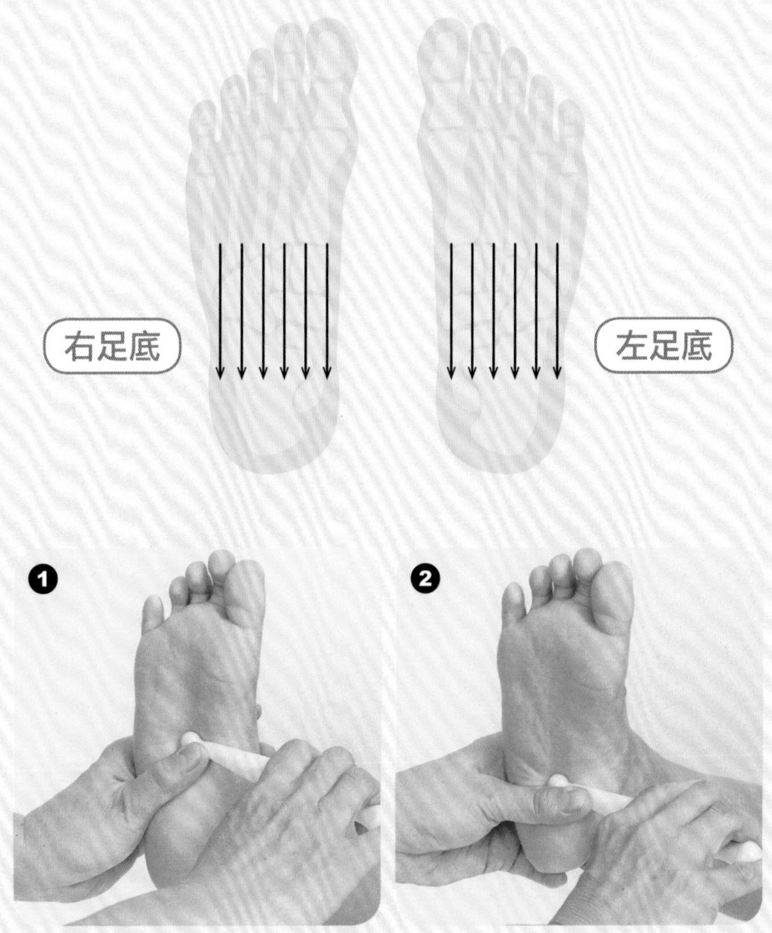

沾油操作

•骨盆腔反應區•

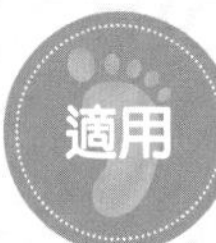

包括：大小腸、膀胱、生殖器官的反應區。適用於骨盆腔內瘀血、積水、發炎，或氣血循環不良等問題。

施作方法

較小的兒童：以拇指指腹前端在腳底足跟區域，由上往下扣拉 2 至 3 線。

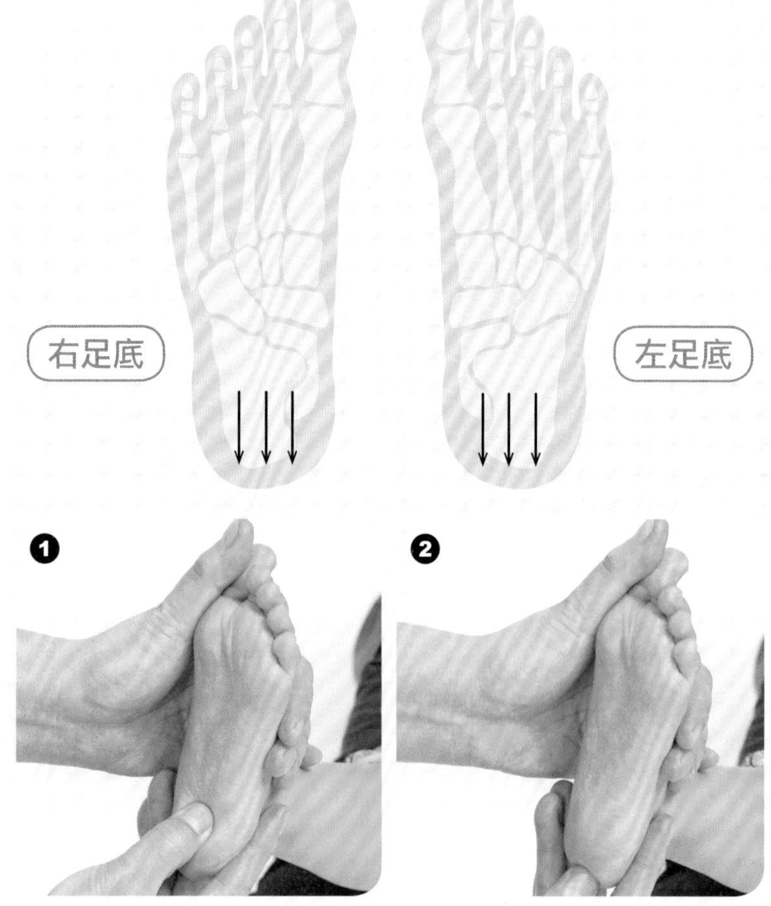

施作方法

較大的兒童：可以持直棒，依 P.130 位置由上往下扣拉。

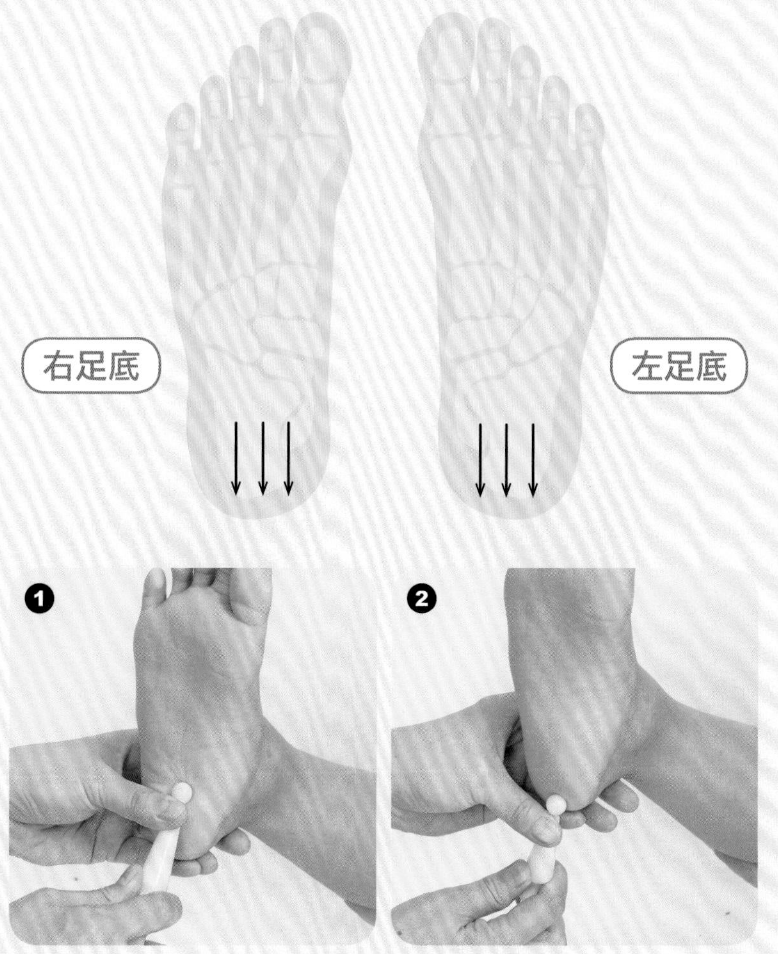

舒緩

當被服務者接受完上述的足部反射健康法後，血液循環會比施作之前快，身體各組織器官也處在積極調整運作的狀態中。這時候的身體狀況，相當於完成了一次中低強度的運動，在運動結束後的緩和動作是重要而必須的。舒緩動作正是足部反射健康法結束前，對身體的緩和動作，主要目的是順氣、緩和。

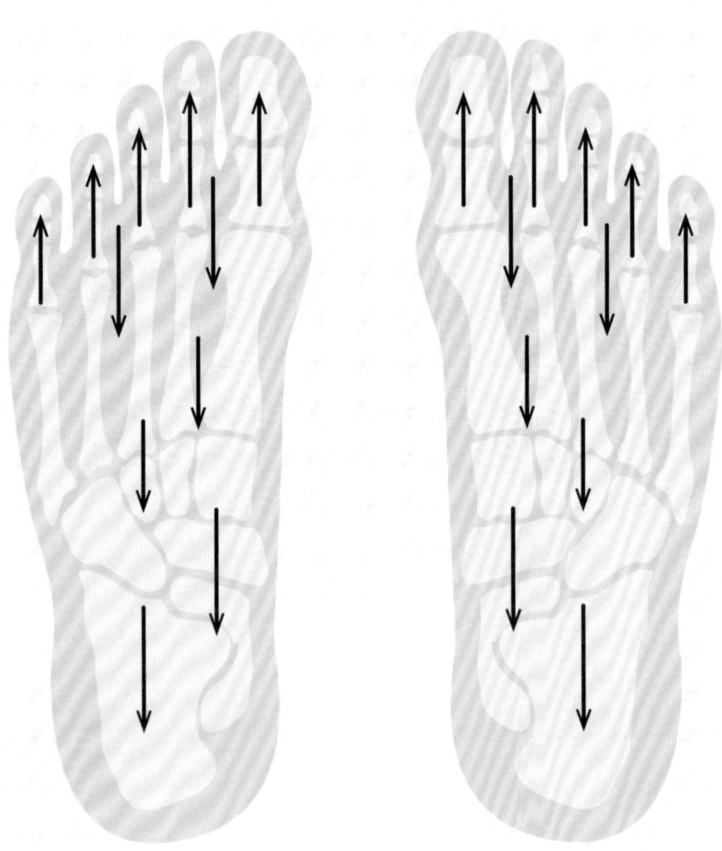

沾油操作

・拇指緩推・

施作方法

兩手拇指從第一、三趾下斜方肌反應區（見P.119～P.120）開始，兩拇指沿趾根交互輕柔向上推至趾尖；而後施作第二、四趾，最後是第三、五趾。

❶

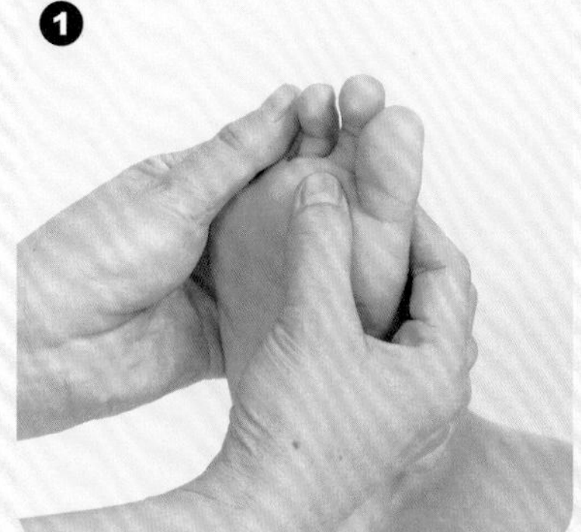

❷

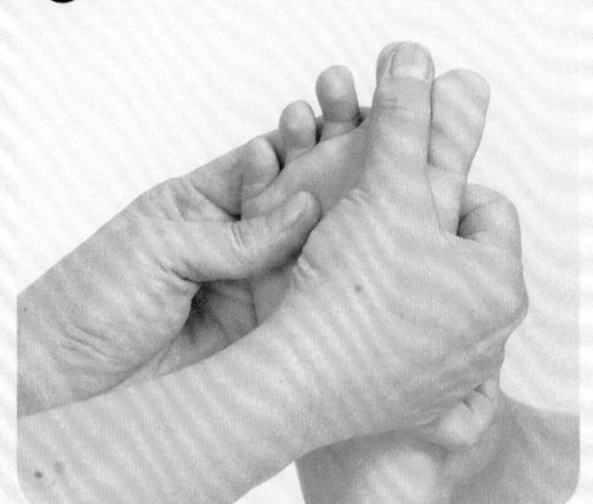

・足底舒緩・

施作方法

兩手拇指沿第一、三趾縫下方的肺反應區（見P.119～P.120），以1秒鐘左右交替操作一次的頻率，向下輕摩。

❶

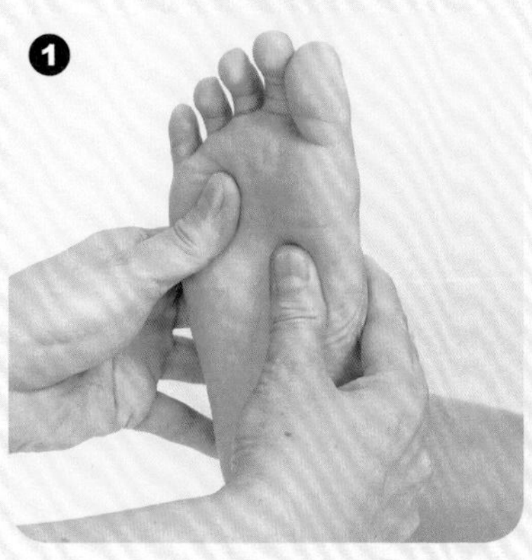

❷

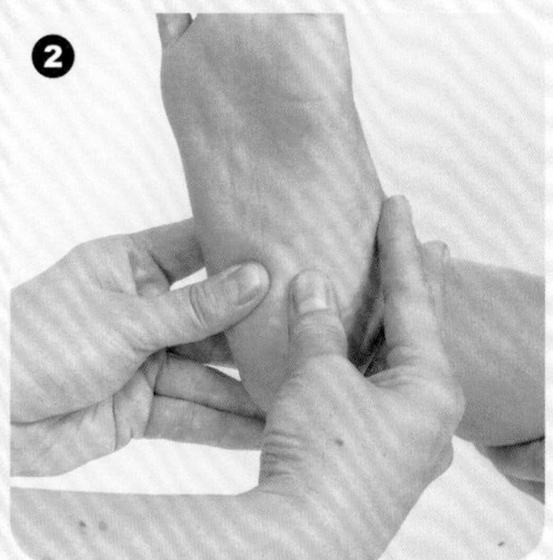

施作結束後的叮嚀

多喝白開水

吳若石神父最常對到長濱天主堂參訪的客人說的一句話就是：「多喝水才會繼續美（台語）。」如果要說「吳若石神父足部反射健康法」有什麼獨特的妙方？那就是「白開水」。

人體中的水分幾達70%，各組織器官的運作、滋養，及多餘物質的排出等，都需要水。所以，當為孩子施作足部反射健康法後，孩子的身體正進行著重新調整，心率和代謝都會微微地提升，當然需要較多的水分供應。

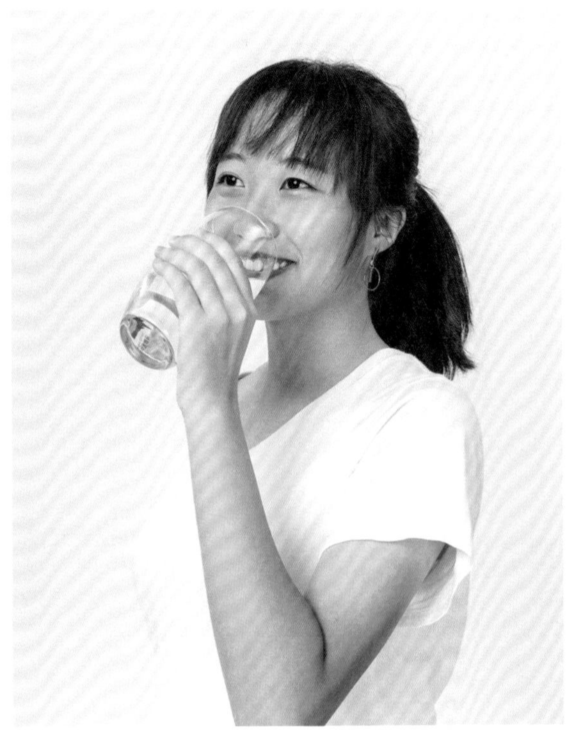

預先告知接受足部健康法後的各種可能反應

大多數的孩子接受足部健康法後，會比較好入眠，身體不舒服的地方獲得緩解；但也有些孩子反而會特別興奮而睡不好覺；有些人不見得狀況會得到緩解，甚至有少數的孩子會出現其他身體不適的現象。

這些都是接受足部健康法後的可能現象。對於不能立即獲得足部健康法好處的孩子，要鼓勵他持續接受施作，通常在 2、3 次後會得到改善。

依個人狀況給予適當的建議與支持

良好的飲食習慣、正常的生活作息、正確的身體姿勢、正向的心理狀態，再加上注意環境中不利因素的可能危害，是孩子身體保持健康的不二法門。

但在緊湊的學習節奏中，容易讓人疏忽。在接受足部反射健康法後，父母（或施作者） 依足部反應所呈現的狀況，向孩子提出適當的健康叮嚀，以及心理情感面的支持，是重要而必須的。

留下彼此的聯絡方式

留下彼此的聯絡方式，以便於後續的追蹤關懷和諮詢服務。施作者主動交付名片給孩子的父母（或監護人），是負責也是禮貌，也能使往後的健康服務更順利和方便。

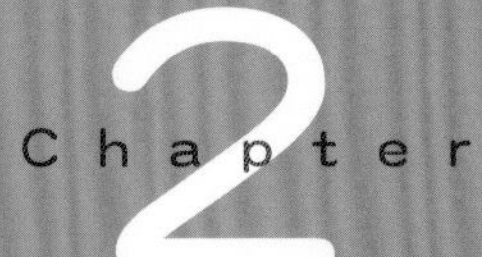

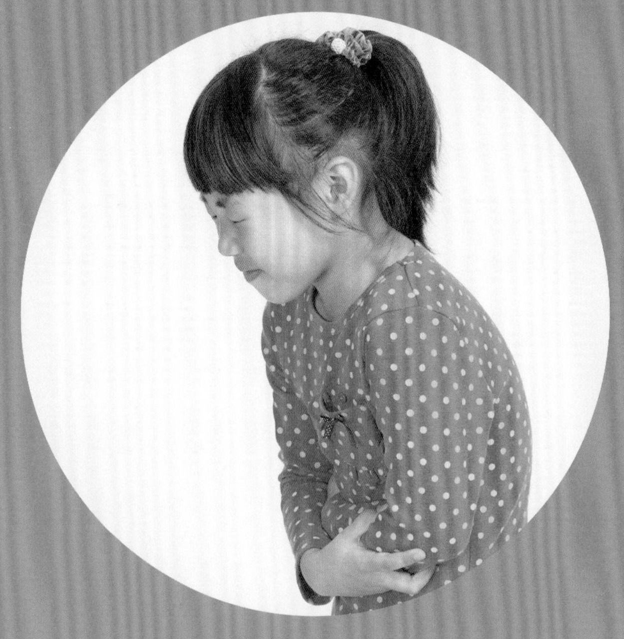

當孩子生病時

關於孩子發燒的問題

孩子發燒一定是最讓父母親操心的事之一，特別是對新手父母親而言。

老一輩的父母認為「出牙」（乳牙突出牙齦的過程）會引起發燒；現在我們瞭解嬰兒出牙可能會引起輕微發燒，但不會引起高燒。

什麼樣的溫度可以算孩子發燒了呢？一天中體溫會發生些許變化，但平均正常體溫是 37° C。如果孩子的體溫高於正常體溫，就是發燒了。

一些關於發燒的事

發燒通常是身體對抗感染的現象。細菌侵入身體，會激化身體的防禦（免疫）系統，這時身體會出現很多反應，而發燒是這些反應中的一個現象。發燒本身不是疾病，許多不同的感染都會引起發燒。

發燒會使孩子感覺不適、有一些焦躁或疼痛，一些孩子會變得不太活躍，感覺困倦。某些發燒情況下，孩子會隨著體溫變化而使身體開始打寒顫。這種打寒顫是身體調節體溫的一種方式。這不是驚厥（痙攣）或癲癇，與孩子的意識變化無關。

體溫超過 40° C 可能會中暑；而超過 42° C 時，因為蛋白質變性，可能造成身體直接的傷害。兒童因感染出現的疾病不太能引起這麼高的體溫。

一些較小的病毒性疾病可能引起高燒，而一些嚴重的細菌性感染可能導致異常的體溫下降。孩子發燒時，常會有發燒、退燒、又發燒的情形發生。發燒復發的頻率和發燒的持續時間，主要取決於引起發燒的感染類型。大多數病毒性發燒持續 2 到 3 天，但有時可能持續長達 2 週。

如果是細菌感染引起的發燒，醫生可能要使用抗生素治療才能退燒。抗生素只對細菌性感染有效，對病毒性感染無效。但大多數感染由病毒引起，因此抗生素無效。對於細菌性感染，服用抗生素後即開始殺滅細菌，但需要數天的時間才能退燒。

照顧

照顧發燒的兒童時，讓孩子穿著輕便的服裝。大部分的體熱通過皮膚散發，因此，孩子衣物過多或者較緊會導致高燒，並且使孩子感覺更加不適。如果環境許可的話，將室溫保持在我們輕便著裝時，感覺舒適的溫度。發燒會使孩子的身體丟失較多的水分，因此要鼓勵孩子多喝水。

孩子發燒了，父母親通常會帶孩子看醫生，醫生會給最適合孩子的藥物類型和劑量。正確的劑量取決於孩子的體重。藥物包裝上一般會寫明估計的劑量。這些藥物用於控制發燒，並使孩子感覺更加舒適，但它們無法治療造成發燒的根本原因。

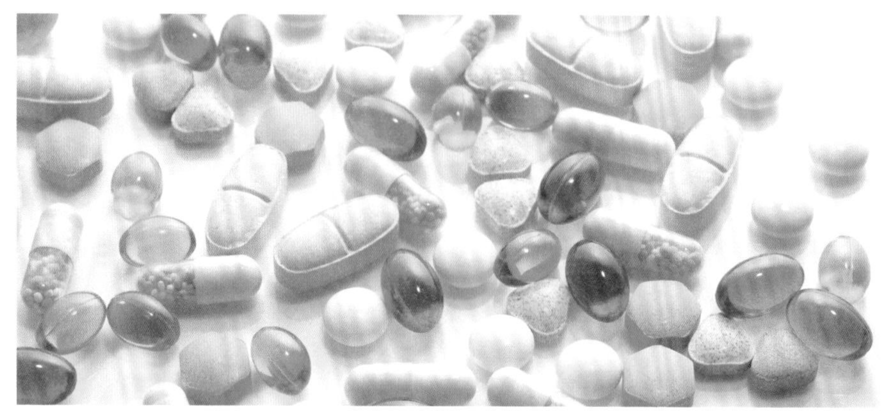

孩子必須由自身的免疫系統戰勝病菌，以獲得健康。發燒本身有助於抵抗傳染，因為許多細菌在較高的體溫下無法存活。因此，雖然孩子會感覺不舒適，但大多數發燒都會產生好的影響，並且有助於身體對抗感染，所以父母親們是不需要太害怕孩子發燒的。使用藥物退燒的主要原因是使孩子感覺舒適。如果孩子的年紀不滿 3 個月，除非醫生允許，否則不建議讓孩子服用任何退燒藥。

施作 FJM 足部反射健康法

父母親在孩子發燒時，可以依本書的操作法，為孩子施作完整的「吳若石神父足部反射健康法」。然後在腳底拇趾區（腦部反應區）、腳背區（淋巴反應區）、腳拇趾背的外側區（扁桃腺、喉嚨等反應區）、腳底前半區及後半區（脾、肺、腎臟、小腸等反應區）、腳內側區（脊椎、膀胱等反應區），做重點加強。施作結束後，記得多給孩子喝水。可以每天施作。

嬰兒溢奶的問題

原因

嬰兒期溢奶的現象經常可以見到，如果寶寶平時喝奶狀況都很正常，只是偶爾口中的奶沒有吞下去而從嘴角流出來，應該是不會有什麼問題，若是嚴重一點可能會吐比較多；然而不管是溢奶或是吐奶，最常見的原因就是「胃食道逆流」。

胃食道逆流，顧名思義，就是食物從胃逆流到食道上，進而溢出來或吐出來；原因是嬰兒的胃與食道之間的賁門閉鎖不緊，沒有辦法完全將食物「鎖」在胃裡所導致。

這種賁門關不緊的逆流現象，隨著嬰兒的肌肉愈來愈發達，大部分在一歲半之前都會好轉。

約有一半的嬰兒出生後，多多少少有胃食道逆流的情形。最頻繁發生溢奶的年紀大約在 3 ～ 6 個月大的時候。隨著漸漸長大，到了 1 歲時只剩下少數的孩子還有逆流的問題。

如果吐出來的奶，顏色有異樣，可能就不是單純的溢奶，而有病態的疑慮，應該盡速求助於兒科醫師做徹底地檢查。

施作 FJM 足部反射健康法

提供寶寶適當大小的奶嘴尺寸，以及定時餵奶，可以有效改善寶寶溢奶的現象。此外，為寶寶施作足療也能有效改善溢奶的情形。在施作完整的 FJM 嬰兒足療後，特別在左腳腳底上（腳掌長度）1/3 位置，和第一趾縫相接處，為「賁門反應區」，用指腹在此處實施點狀按壓，能加快溢奶狀況的改善。

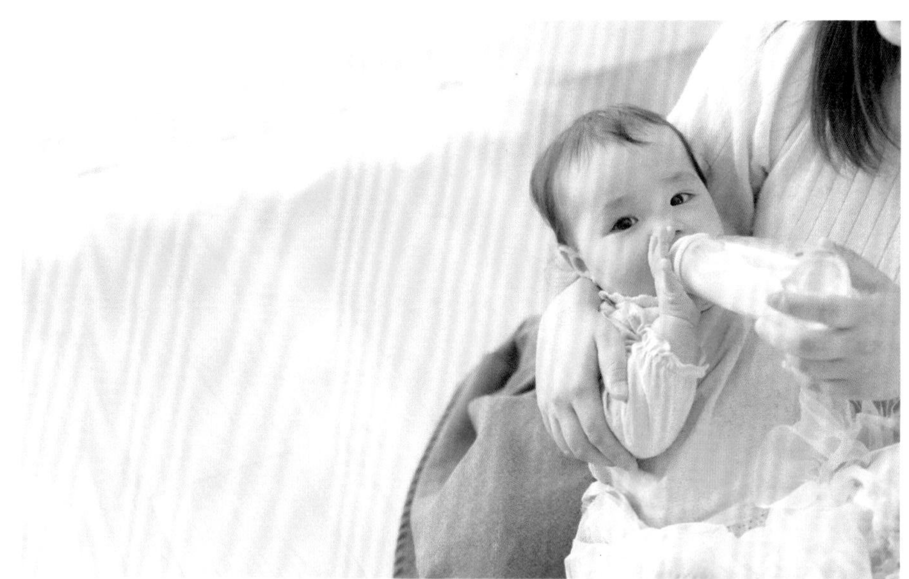

家有氣喘兒

認識氣喘表徵

依據台灣各大型醫學中心的統計，顯示大約每四、五個孩童就有一個是氣喘兒，而且還在持續增加當中。氣喘（asthma）也可以叫做「過敏性氣管炎」，它就和過敏性鼻炎、過敏性皮膚炎一樣，都是屬於過敏體質的一部分。孩子氣喘是由於支氣管肌肉不正常收縮、黏膜水腫或黏液分泌過多，導致支氣管的管徑縮小，此時孩子會咳嗽、呼吸困難及發出像吹笛般咻咻的喘鳴聲，如果經常反覆發生這樣的狀況，則表示出現氣管壁增厚及黏膜脫落等慢性發炎現象，而且發病的情況會愈來愈嚴重。

環境因素

家裡有氣喘的孩子，父母親要協助孩子避免接觸可能的過敏原，例如：室內灰塵、絨毛玩具、動物皮屑、花粉、黴菌等。此外，一些刺激性的氣體，如：二手菸、油煙、蚊香、油漆、殺蟲劑等也應避免。有一些食物也可能誘發氣管過敏，父母親可以養成寫紀錄的習慣，以瞭解導致孩子氣喘的飲食、環境與氣候的誘因。適當的運動可以增強體質，如：散步、慢跑、游泳、跑步等，但如果運動後容易誘發氣喘，則應適度降低運動強度，或調整每次運動的時間。

運動與 FJM 足部反射健康法

由於氣喘和一些呼吸道疾病有些相像，因此最好帶孩子給醫生詳細診斷。父母親對於氣喘兒，可以每天在孩子的腳底上半部（肺、氣管、支氣管、腎、脾等反應區）、腳底下半部（腎、輸尿管、膀胱等反應區）、腳背部（胸管淋巴、上身淋巴等反應區）上多加刺激，以輔助醫生的治療；此外要適度運動、避開過敏原、多喝水，以逐步減少發作次數。

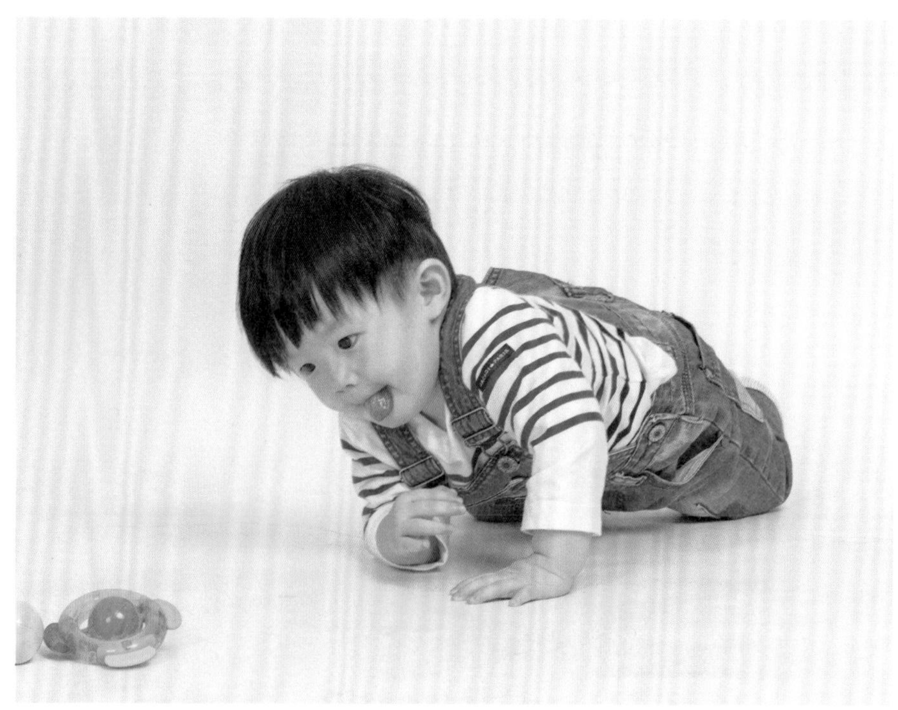

孩子尿床

關於尿床

尿床是小孩常見的問題，孩童在大約一歲半左右，膀胱會開始學習控制排放尿液，通常在三、四歲時，便可逐漸控制膀胱和括約肌，慢慢告別尿床，但凡夜間有尿意就會驚醒，不會尿床。但仍有少部分的孩子控制排尿的發展較為緩慢，而出現尿床的情形。如果只是發生 1、2 次，沒有延續，則可視為偶發事件，父母親不用太緊張，也不需要特別介入。比較需要我們在意的「尿床」是：超過五歲，可控制自己小便的幼兒年紀，卻每週出現 2 次以上夜尿，而且連續超過 3 個月。孩子有這種情形時，就需要去看醫生了。

心理層面

會尿床的孩子絕大多數是自小就有此問題，而尿床似乎和遺傳有關，如果父母小時候都尿床，小孩有一半的機率會產生相同的症狀。此外，「尿床」對於小孩的心理也會造成很大的影響，因為尿床，他們的自我意識及自尊心都容易受到傷害，深怕會尿床的心理陰影，讓他們不但不敢去同學家、親戚家過夜，更不敢參加團體的露營、旅遊等活動。如果尿床問題一直沒改善，久而久之，孩子會顯得退縮、內向、沒有信心，對發展人際關係有很大的影響。因此，兒童的尿床問題不可忽視，積極處理尿床問題，對於兒童的自尊心是有好處的。家長對於尿床的孩子應該充分地安撫，並讓孩子體會到父母的諒解和寬容；一味責罵只會增加小孩的心理負擔，進而造成反效果，因為尿床的孩子實際上自己也不願意，只是身不由己。有些家長認為小孩尿床是因膀胱容量太小，因此訓練兒童憋尿，希望能擴張膀胱容量。這個方法可能因為過度憋尿帶來一些後遺症，所以不建議家長這樣做。

施作 FJM 足部反射健康法

要解決尿床問題，需要在生活型態上多注意、調整，通常可以有效改善尿床問題，例如：晚飯後少喝水（或飲料）、睡前上廁所把尿解放乾淨。多鼓勵、多關懷，給予心理建設。此外，父母親可以用兒童 FJM 的手法，在腳趾部（腦部反應區）、腳底下半部（腎反應區）、腳內側區（脊椎、膀胱、尿道反應區）施作。

孩子容易流鼻血

為何會流鼻血

天氣入春轉暖，空氣中的溫度上升而溼度下降，使冬天時收縮過久的鼻腔血管轉而擴張，鼻內產生乾燥、發癢等不適感，稍一摳挖，即會出血；幼童常流鼻血，一般多是由於鼻中隔前段的鼻黏膜受傷所致，在這個區域的鼻黏膜較薄，而且有很多微血管分布，有數條血管交會於此，是很敏感且脆弱的，容易破裂導致出血。

要注意的事情

一般流鼻血的時間，應該在 5 至 10 分鐘左右。如果流鼻血的時間太長，可能就是凝血功能出了問題，要是孩子除了流鼻血以外，牙齦也容易流血，或是身上其他部位很容易出現瘀青，這便是凝血功能出現問題的徵兆。結構異常、異物進入，或是腫瘤，可能會引起流鼻血，這時候流鼻血可能常出現在同一個鼻孔道。至於，摳鼻子或是過敏性鼻炎引起的流鼻血，兩邊鼻孔道都可能會發生；如果 2 歲以下的孩子反覆地流鼻血，是比較需要擔心的。有以上這些情形時，應該帶孩子給醫生詳細檢查。

施作 FJM 足部反射健康法

孩子容易流鼻血，父母親除了要注意孩子有沒有摳鼻孔的習慣外，可以使用 FJM 幼兒版或兒童版的手法整體施作，另外在腳拇趾外側部（鼻反應區）、腳底上半部（脾、肺等反應區）加強施作。

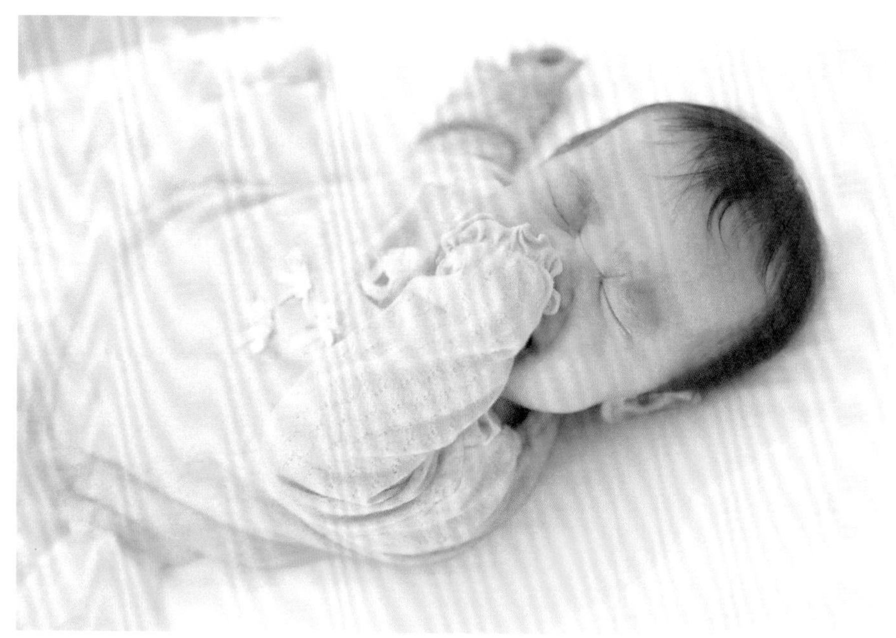

孩子吐了怎麼辦？

嘔吐或腹瀉是身體將廢物排出的自然反應。每個家長都曾有小孩吃壞肚子，或是感染急性腸胃炎的經驗，因此對於「嘔吐」並不陌生。

然而會引起嘔吐的疾病很多，有些只需暫時禁食，有些則必須住院觀察，甚至可能需要手術治療，或者有些根本不是腸胃問題所造成。

孩子嘔吐的現象與成因

1 至 2 個月大的嬰兒餵奶後「噴射狀嘔吐」，可能是「肥厚性幽門狹窄」所導致，使食物無法進入十二指腸，造成體重無法增加。若孩子出現發燒、腹脹與腹痛的狀況，嘔吐不停無法進食，吐出的東西有黃綠色的膽汁，應為「腸阻塞」現象。如果幼兒出現哭鬧不安、持續嗜睡、頭痛、頸部僵硬、昏睡與亂說話等狀況，可能是「腦膜炎」、「腦炎」的病徵。而孩子出現焦躁不安、嘔吐或腹痛、拒食、冒冷汗、手腳冰冷、脣色紫灰等循環不良的現象，可能是急性心肌炎的徵候。孩子出現以上狀況必須立即帶孩子看醫生。

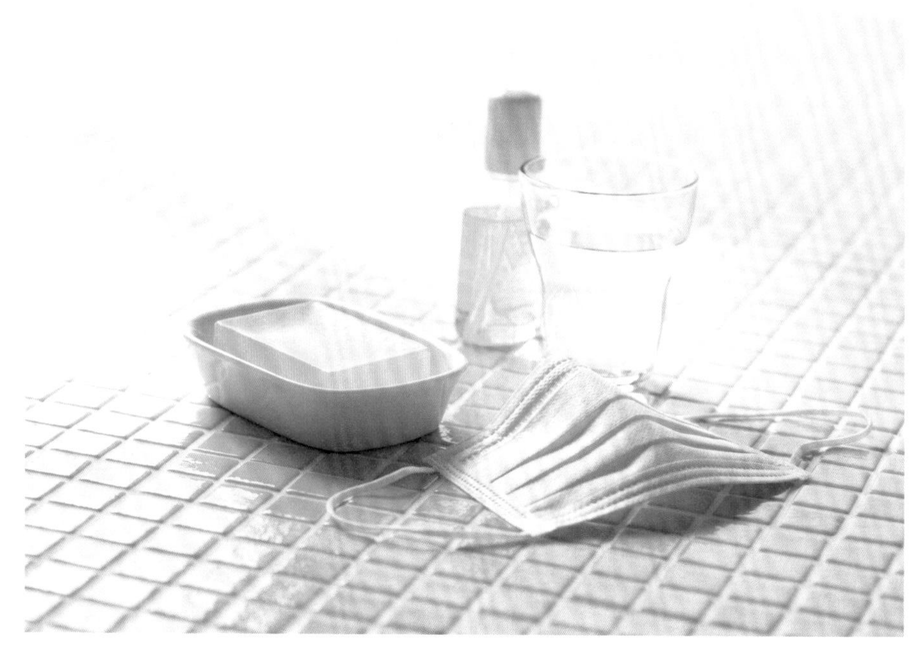

運用 FJM 足部反射健康法協助孩子改善狀況

兒童一般嘔吐最常見的病因，還是以感染急性腸胃炎為主，可能病原為輪狀病毒、諾羅病毒、沙門氏桿菌等。典型病程為一開始就高燒、反覆嘔吐，此時應先幫孩子退燒，並禁食 2 ～ 6 個小時，讓胃先休息，不要強迫餵食。

父母親在孩子嘔吐時，除了要注意幫孩子補充水分外，可以使用 FJM 幼兒版或兒童版的手法整體施作，另外在腳趾部（腦部、喉頭等反應區）、腳底上半部（食道、胃、脾、十二指腸等反應區）、腳底下半部（小腸、大腸等反應區）、腳內側部（頸椎、胸椎等反應區）上加強施作。

孩子拉肚子

淺談腹瀉的成因

如果孩子只是拉肚子，沒有嘔吐或其他不適的症狀，通常是吃壞肚子。有時孩子腹部著涼，使腸道蠕動加速也會引起拉肚子。由於嬰、幼兒生長發育特別迅速，所以身體需要的營養及熱能較多，容易吃得多。然而，消化器官卻未完全發育成熟，分泌的消化酶較少，因此消化能力較弱，容易發生腹瀉。

此外，消化道容易受大腸桿菌、沙門菌等細菌，和輪狀病毒感染，使孩子解便頻率增加，且是糞便呈稀水狀的腹瀉類型。輪狀病毒由於傳染力強，是全球兒童腹瀉最常見的原因，大多感染五歲以下的嬰幼兒。「非傷寒沙門氏菌」是台灣地區引起細菌性腸炎最主要的病菌。

兒童發生急性腸胃炎時，須選擇適當食物以避免因腸胃道的水分流失而造成脫水。

有些父母認為兒童發生腹瀉時，就應該完全禁食，但切記不可禁食過久，反而會造成後遺症，最好和醫生討論後才實施。

應注意事項

平時可以給孩子補充益生菌，增加腹腔內的好菌。如果孩子拉稀的情況比較輕微，而且沒有其他症狀，那麼基本上應該是著涼或有點消化不良，這時候需要給孩子加點衣服，尤其是給他腹部蓋一些東西，以防著涼，再喝一點鹽開水，即可緩解。

施作 FJM 足部反射健康法

父母親可以使用 FJM 嬰兒版或幼兒版的手法整體施作，另外在腳趾部（腦部反應區）、腳底上半部（食道、胃、十二指腸、脾、腹腔神經叢等反應區）、腳底下半部（小腸、大腸、肛門等反應區）、腳內側部（整個脊椎反應區）等，加強施作。

長痱子怎麼辦？

為什麼會長痱子

天氣炎熱時嬰幼兒在皮膚皺摺處，如：頸部、臀部、腋下等部位，因流汗或長期處於不通風的環境，造成表皮層汗腺阻塞，引起皮膚發炎形成痱子，皮膚會發紅、發癢，並有灼熱感，有時甚至為了止癢而抓傷皮膚，進而感染變成膿皰。

尤其是 1 歲以內的小寶寶，汗腺功能發育還不完全，排汗功能較差，加上媽媽擔心寶寶受涼，往往幫孩子穿太多衣服，寶寶流汗多，排汗不佳，長痱子的情況更是常見，一般只要不再出汗，1 到 2 週內會自行痊癒；嚴重型的痱子，尤其過敏性皮膚炎者，則要看醫生評估了。

如何預防

維持室內通風涼爽，以免因排汗障礙而長痱子。睡覺時也不需幫孩子蓋太多的棉被，只要給孩子穿純棉透氣的衣服，再用小被單蓋住肚臍即可。

平時讓孩子多補充水分，如白開水、綠豆湯等來幫助排汗，並可促進皮膚新陳代謝及皮膚降溫。有些孩子會因發燒而大量流汗，發完燒後，反而長痱子。所以，當孩子發燒時，可以先幫孩子擦痱子粉或痱子膏，幫助吸汗，達到收斂效果。

施作 FJM 足部反射健康法

平時多為孩子完整地施作「吳若石神父足部反射健康法」（FJM 嬰兒版或幼兒版）。另外，在腳趾部（腦部反應區）、腳底上半部（肺、支氣管反應區）、腳底下半部（大腸、肛門等反應區）及腳內側（整個脊椎反應區）等，加強施作。

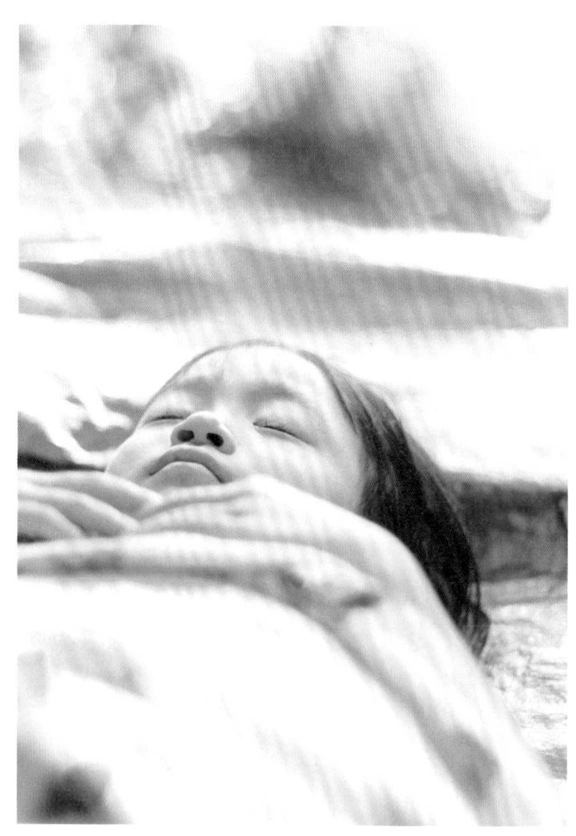

如何讓孩子長高一些

希望孩子長得高人一等，是許多父母心中的夢想。決定孩子身高的因素，並不只有遺傳。大部分的孩子，可能只要改善生活習慣，就能長高。讓孩子睡飽、適度運動、多曬太陽、勤做足部反射健康法，從小打下健康的基礎，就可能長得更高、更壯、更好。

睡眠與長高

老人家常常說「嬰仔乖乖睏，一暝大一寸」，這句話其實是有道理的。因為人體生長激素的分泌高峰出現在晚上 9 點到 12 點，這段時間若無法充分休息，會影響生長激素的分泌，有可能因此長不高。睡眠具有促進生長激素分泌、讓骨骼獲得休息的功效，這就是為什麼睡眠對發育中的孩子特別重要的原因。

飲食與長高

多喝牛奶補充鈣質就會長高，是一些父母心中的定見。鈣質的作用是強健骨骼；長高則要靠蛋白質。蛋白質是人體製造骨骼與肌肉的原料，能製造骨骼，就會讓身高成長。此外，蛋白質對於骨骼生長，是不可或缺的。蛋白質經消化後水解為胺基酸，有促進生長激素分泌的功效。讓孩子吃得輕鬆、開心地吃，對於鈣質和蛋白質的吸收效率最高。

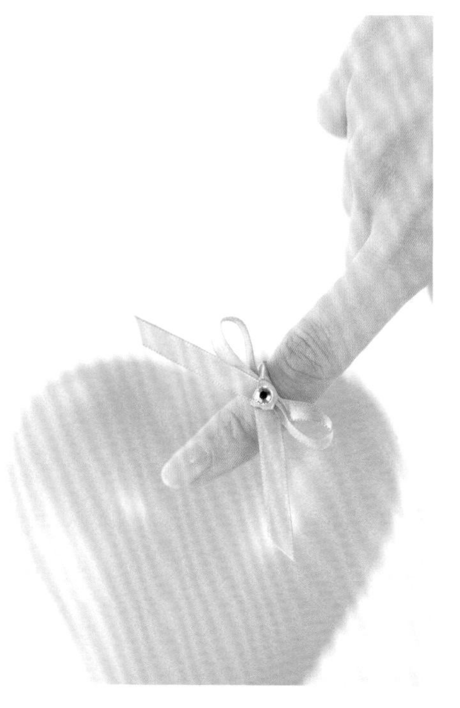

均衡的身心發展

長高的機會只在孩童時期及青春期！這段時期，父母親要盡可能給予協助。不過，千萬不要只著眼於身高，讓孩子適性發展各種能力也很重要。

孩童成長的過程中，除了照顧好生理的健全發展，也別忘了給孩子安全感。在充滿愛與關懷的環境長大的孩子，心性平穩健全，不會過於激動或憂鬱，有利於孩子的身高發展。

施作 FJM 效果很顯著！

父母親為孩子施作「FJM 足部反射健康法」，最有助於增進親子關係，讓孩子感受到父母滿滿的愛。除了整體施作外，還要加強腳趾部（腦部、腦垂體等反應區）、腳底上半部（肝、脾、胃、腎等反應區）、腳底下半部（小腸、大腸等反應區）及腳內側（脊椎反應區）的施作。

幼兒癲癇

從孩子的舉止發現癲癇

父母在照顧孩子的過程中，可以從孩子許多的小動作中，及早發現一些不對勁。例如：眼球會偏向某一邊、眼睛持續睜開與固定不動；重複吸吮、咬嚼；寶寶雙腳出現宛如踩腳踏車的動作；呼吸過快、心跳過慢或過快、突然沒有呼吸等。及早發現，送醫治療，是父母的責任。

如何保護癲癇的孩子

人類腦部是由很多神經迴路組成，正常的腦細胞活動是透過電流的傳導來維持功能，正常會固定釋放電流，「癲癇」就是因腦細胞反覆且異常地釋放電流所引起。「癲癇」又稱為「羊癲瘋」、「豬母癲」，古時由於醫學不發達，無論東、西方都將它當成魔鬼附身、邪惡的病，對癲癇病人鄙視、唾棄。今日醫學發達，對癲癇已有很多的瞭解，在治療上也有很好的結果。

癲癇病人有時也會合併智力障礙、腦性麻痺、動作和發育遲滯等疾患，所以仍有一些人將癲癇視為不名譽疾病。事實上，在癲癇的孩子中，功課學識優秀的也大有人在。

家有癲癇兒的父母親們，必然會學得孩子發作時保護他們的方法，例如：將病人側臥，以免呼吸道阻塞；移走病人周圍可能傷及病人的物品；不要強塞任何物品於病人口中，留在孩子身邊保護他不受意外傷害等。

施作 FJM 足部反射健康法

癲癇的控制必須要家長與病童配合，其中最重要的就是遵從醫師指示按時服藥，配合度愈大，癲癇痊癒的機會就愈高。平時可以使用 FJM 嬰兒版或幼兒版的手法整體施作。另外，在腳趾部（腦部反應區）、腳背部（內耳迷路反應區）、腳底上半部（甲狀腺、心臟等反應區）加強施作。

孩子咳嗽不停

咳嗽

人的身體會以咳嗽的方式，將呼吸道中的分泌物、刺激物、外來物或微生物排出，這是身體的本能反應，不是一件壞事，關鍵是要找出咳嗽的原因。

造成嬰、幼兒咳嗽的原因很多，多半以病毒感染引起的咳嗽為主。但是，如果咳嗽出現有黃痰、高燒，家長要小心可能併發「續發性細菌感染」。另外，嬰幼兒吸入異物、過敏原引發呼吸道過度敏感，以及胃食道逆流等，也可能導致咳嗽。

注意飲食調整

中醫認為「治咳」先從腸胃著手。肺氣虛寒的病人，治療時要先顧胃氣，將腸胃系統顧好。因為人都有自癒力，體力不好就會影響自癒力，容易久咳。且腸胃一旦難以吸收營養，營養無法被運送到各臟腑，器官就變得衰弱。

因此，父母親在孩子感冒期間，最好以熱稀飯作為主食，盡量不碰油膩和刺激性的食物，這樣就能不加重腸胃的負擔，而且有益脾胃。此外，久咳不癒的孩子，要限制容易刺激支氣管的冰類飲料，以及容易生痰的甜食、零食餅乾等。

施作 FJM 能有效緩解

父母親對於咳嗽兒除了整體施作「FJM 足部反射健康法」，還可以在孩子的腳趾部（喉頭、氣管、扁桃腺等反應區）、腳底上半部（肺、支氣管、脾、橫膈膜等反應區）、腳底下半部（腎、輸尿管、膀胱等反應區）、腳背部（胸管淋巴、上身淋巴等反應區）上多加刺激，以輔助醫生的治療；此外要多喝水。

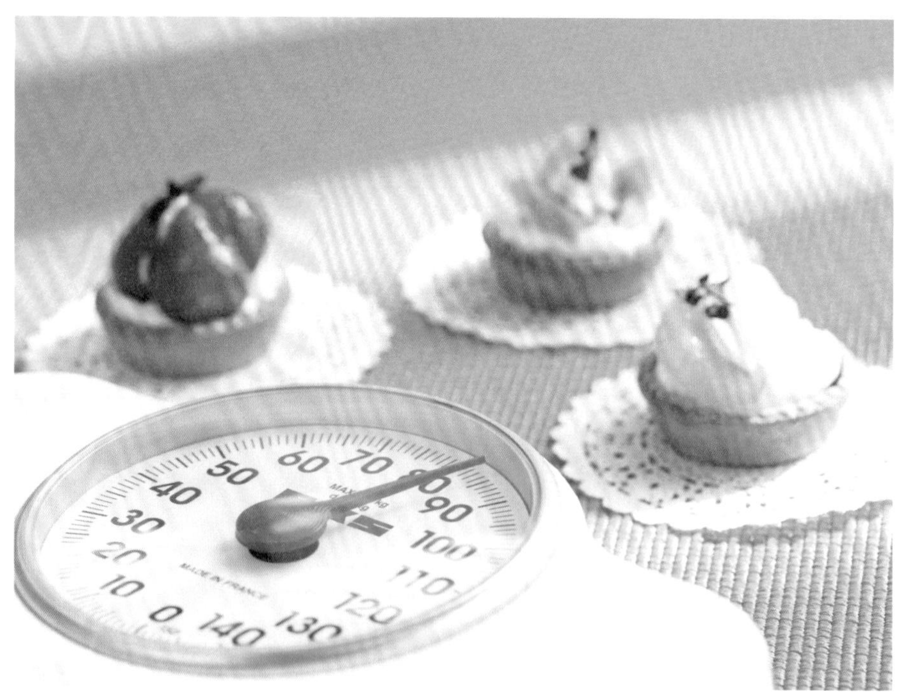

孩子鼻塞

鼻子塞住了

記得小時候，母親在弟弟鼻塞哭鬧的夜晚，用嘴吸吮出弟弟鼻中的鼻涕，雖換來一夜安寧，但那時覺得好髒！二十年後一次相同情況的夜晚，我也在自己兒子身上用了相同的方法……。

小孩鼻腔的空間，本來就比較窄小，再加上小孩又不會擤鼻涕，因此稍有鼻涕或鼻甲腫脹，就容易鼻塞。為人父母者都有機會在夜深人靜時，遇到小寶貝因為鼻塞而翻來覆去，煩躁不安無法安睡的情形。

處理

孩子鼻塞，如果是鼻水多，也可用吸鼻器吸掉鼻水，同時盡量保持頭部仰起的姿勢，用熱毛巾熱敷鼻腔，持續熱敷 5 ～ 10 分鐘，會改善鼻塞。多喝開水，注意保暖以免再受涼。

如果有過敏性鼻炎，要注意居家環境的灰塵及寵物等的影響。快速解除鼻塞問題的噴鼻藥水不可長期持續使用，以免產生依賴進而讓鼻塞更形惡化。

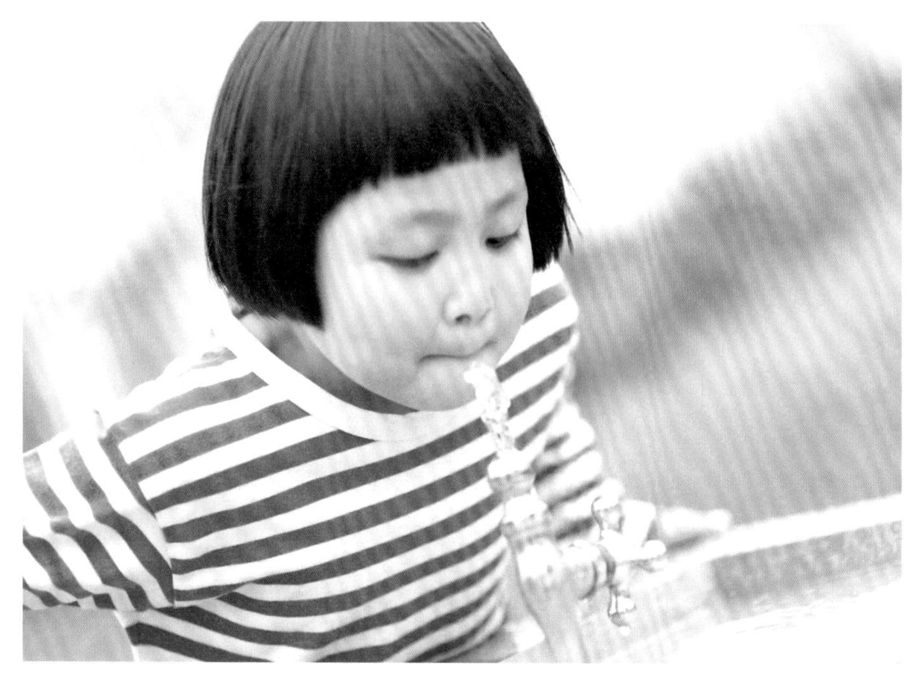

施作 FJM 足部反射健康法

對於經常鼻塞的孩子，最好帶孩子給醫生詳細診斷找出原因。父母親可以每天在孩子的腳趾部（喉頭、氣管、扁桃腺、鼻等反應區）、腳底上半部（肺、氣管、支氣管等反應區）、腳底下半部（大腸、肛門等反應區）、腳背部（胸管淋巴、上身淋巴等反應區）上多加刺激，以輔助醫生的治療；此外，要適度運動，避開過敏原，多喝水。

孩子的靈魂之窗

近視

台灣孩子近視年齡不斷下修，但近視的度數卻往上竄！剛進幼兒園卻已經近視的孩子愈來愈多，面臨 3C 產品充斥全球，孩子們小小年紀就長時間不自覺地在殘害視力。長時間近距離使用眼睛看螢幕，容易促使眼睛細胞分泌化學物質，造成眼（球）軸增長，就是近視形成的原因。

飲食、生活起居與視力

為了讓孩子有明亮、健康的雙眼，應該減少孩子接觸智慧手機、電視與電玩的時間，父母親更不要以使用手機作為管教的獎賞或交換條件。此外，多帶孩子到戶外走走，多看遠處的青山或大海，也能減少人造聲光對眼睛的刺激。

在飲食方面，每天讓孩子吃 3 種顏色以上的天然蔬菜，例如：胡蘿蔔、青椒、紅椒、菠菜、玉米、枸杞……，有益孩子的眼睛健康；而五穀雜糧類食物，例如：紅豆、綠豆、黑豆等，含有天然的抗發炎因子，能提高孩子的免疫力，幫助孩子雙眼更雪亮。

巧克力、精緻甜食、薯條、炸雞都屬於飽和脂肪酸，吃多了會讓細菌與病毒容易攻擊孩子的眼睛，父母親為孩子選擇食物時，不可不慎。

施作 FJM 足部反射健康法

要經常帶孩子做視力檢查，確保孩子眼睛的健康。同時，父母親可以每天在孩子的腳趾部（腦部、眼睛等反應區）、腳底上半部（肝、膽等反應區）、腳底下半部（腎、膀胱等反應區），多加刺激；此外，要帶領孩子適度運動，多接近大自然，當然，也要多喝水。

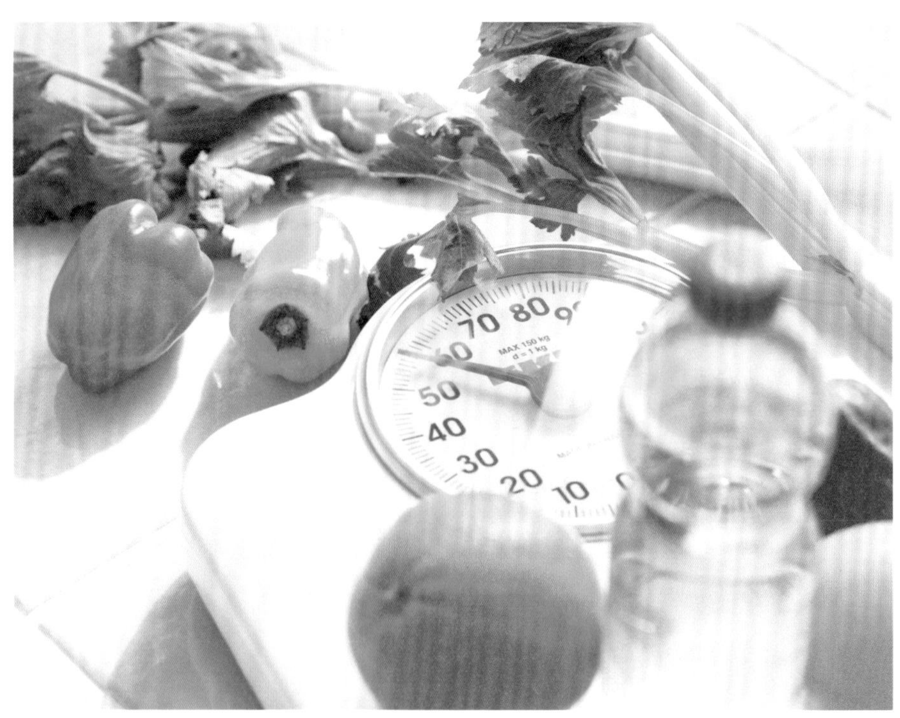

孩子的聽力

聽覺是人類與外界環境溝通的重要管道，對於知識的獲取、身心的發展，都極為重要。語言的學習與聽力發展密不可分。3歲前是孩子聽力發展的黃金期，在此時期必須要有外界的聲音刺激，負責聽力部分的腦部神經才能正常發展。

容易被忽略的聽力問題

一些有中耳炎或輕度聽障的孩子，常被父母親忽視。忽視的主要原因是他們覺得小孩仍然聽得到。事實上，輕度的聽障，不論是感音性聽障，或中耳炎引起的傳導性聽障，對小孩子的學習是有不良影響的。孩子的聽力常常需要多次檢查，才能得到可靠的結果。同時要定期追蹤聽力，及時治療，才能保障聽力的健康。

施作 FJM 足部反射健康法

對於孩子聽力的保健，除了定期檢查外，父母親可以使用 FJM 的手法經常為孩子整體施作。另外，在腳趾部（腦部、耳等反應區）、腳背部（內耳迷路反應區）、腳底下半部（腎、膀胱等反應區）加強施作。

孩子「感覺統合」的發展

認識「感覺統合」

「感覺」是指孩子在生活中獲得的各種感覺刺激，像是視覺、聽覺、嗅覺、味覺、觸覺等，這些感覺訊息傳遞到大腦之後，接下來就是「統合」了！大腦必須要把所有的感覺訊息做正確解釋，我們才能做出正確的反應與行為。

當我們看到桌上有個紅色圓錐形物體（視覺），拿起來後摸到表面（觸覺），感覺到重量（本體覺），同時聞到味道（嗅覺），這些感覺刺激傳遞到大腦之後，我們知道這是一顆蓮霧，可以直接咬一口！

如果孩子走路容易絆倒或撞到物品，這可能就是感覺統合不良的訊息，因為大腦無法判斷自身與物品之間的距離，也無法判斷自己移動的速度，並不能正確控制姿勢以及腳要抬起的高度，因此容易造成意外。

迷思

一些有潔癖的父母親，經常讓寶寶處於極完美的環境：寶寶不能在地上爬、身上不容許一點小汙垢、不准旁人抱等，這些看似對寶寶有益的環境，反而是造成寶寶感覺統合失調的主因。

千萬不要小看「感覺統合」的重要性！倘若寶寶這項能力發展不全，可能會在注意力、組織力、自制力、學業學習、抽象思考與理解能力，及在自尊心或自信心方面出現障礙，並影響往後的課業成就、人際發展。

施作 FJM 足部反射健康法

在自然環境中成長的孩子最幸福。在現代化的生活環境中，如果少了給孩子探索的機會，對孩子的發展是一個災難。父母除了陪孩子好好地「玩」之外，可以使用 FJM 的手法，經常為孩子整體性地施作「足部反射健康法」。另外在腳趾部（大腦、額竇、小腦、顳葉等反應區）、腳底上半部（肝、膽、脾、胃等反應區）加強施作，促進孩子「感覺統合」的發展。

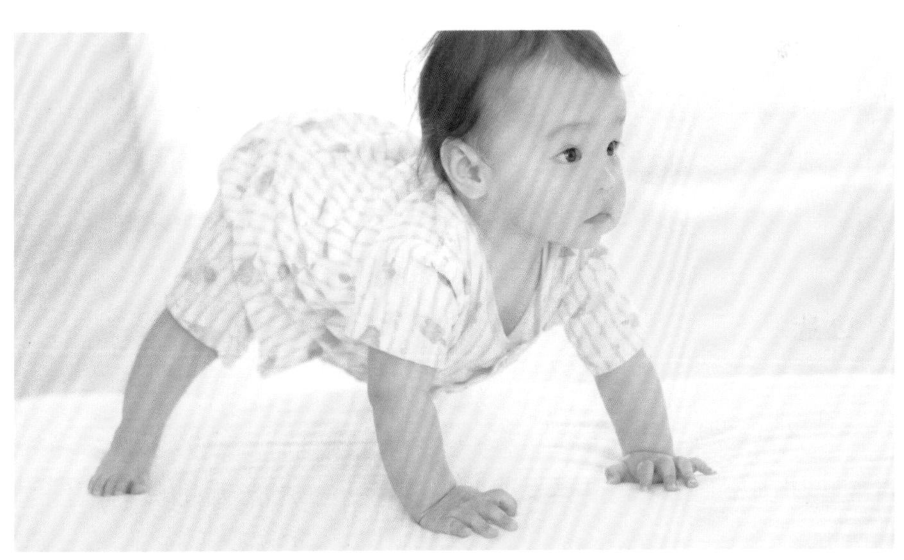

關於腦性麻痺的孩子

吳若石神父長年幫助的病童中，以腦性麻痺（Cerebral Palsy，簡稱 CP）的孩子最多。腦性麻痺是大腦在發育未成熟以前，因為控制動作的某些腦細胞受到傷害或病變，所引起的運動機能障礙。有時傷害也會影響到視覺、聽覺、溝通、智能與學習發展，而形成多重障礙。

發生的原因

懷孕時期，胎兒先天腦部發育不良、畸形、母體受感染（如：德國麻疹、放射線照射過度、藥物中毒）、母體疾病、新陳代謝或內分泌異常、受傷等——可能造成腦性麻痺。

生產過程中難產、早產、缺氧、產傷（產鉗或真空吸取）、臍帶繞頸等——也可能是造成腦性麻痺的原因。

嬰兒早期受傷、發燒、感染（如腦膜炎）、疾病、新陳代謝或內分泌異常、嚴重黃疸——同樣可能造成腦性麻痺。

腦部損傷不同，影響亦不同

可能出現的影響包括：肌肉張力異常、不正常的反射動作、

肌肉攣縮、身體自主困難、肌肉力量較弱、骨骼變形、發展遲緩、聽力缺損、視力缺損、知覺損傷、感覺統合較差、社交困難、腦水腫、吞嚥困難、智能障礙等。

腦性麻痺的孩子通常都有併發多方面障礙的可能，由於近年診斷及治療方法的進步，最重要的是要能早期發現、早期治療，最好能到擁有各科專門醫師的綜合醫院去接受全身檢查。

施作 FJM 足部反射健康法

家有腦性麻痺的孩子，除了和醫生合作及早診治外，父母親也可以學習「FJM 足部反射健康法」，以較大的耐心及愛心長期為孩子施作。除了整體施作外，應該在腳趾部（整個腦部反應區）、腳內側部（整個脊椎反應區：P.88 ～ P.94）、腳底部（整個消化系統反應區）來重點加強。以吳神父長年的實務經驗，長期接受「FJM 足部反射健康法」的腦性麻痺孩子，其身體及心理的整體狀況，會比沒有接受施作的孩子好。

如何提升孩子的免疫力

免疫力強的孩子，對病毒的抵抗力較強，比較不容易生病。與其一天到晚擔心孩子受涼生病，倒不如培養孩子有強大的抗病能力。因此，提升孩子的免疫力，是父母親照顧孩子身體健康最基本的課題。

完整的飲食

從小就培養孩子健康的飲食觀念。飲食是孩子能量的來源，從小就要提供孩子均衡的飲食，從生活中培養孩子正確的飲食觀念，不偏食、多吃天然食物、少吃加工食品（經人為製造的，如：泡麵、加工零食等）。別催促孩子吃飯快一點，而要鼓勵孩子專心吃飯，吃飯時細嚼慢嚥，多咀嚼可多分泌唾液，有助免疫力。

運動

培養孩子運動的生活習慣。有規律運動習慣的孩子，白血球的動員、吞噬及殺菌能力明顯較強。運動要養成習慣，每週至少要 3 次，每次至少 30 分鐘。固定時間運動比較容易養成良好的終身習慣。

睡眠

要有良好的睡眠習慣。睡眠時，身體會進行很重要的修護工作，睡眠不足就會降低免疫功能。嬰兒期的孩子每天需要超過 12 小時的睡眠；2 到 6 歲的孩子，每天的睡眠時間約需 11 ～ 12 個小時；6 到 12 歲約是 9 ～ 11 個小時。

如果孩子白天睡太多，晚上自然不容易入睡。如果孩子的睡眠時間低於一般標準值，但白天仍清醒有活力，也不感覺疲勞或嗜睡，那麼做父母的也不必太過擔心。

聰明的父母會為孩子營造良好的睡前氣氛，包括：和孩子一同讀床邊故事，或和孩子一起做睡前祈禱，都是很好的睡前活動。從小培養孩子睡眠的內在規律性，會持續影響直至成人。

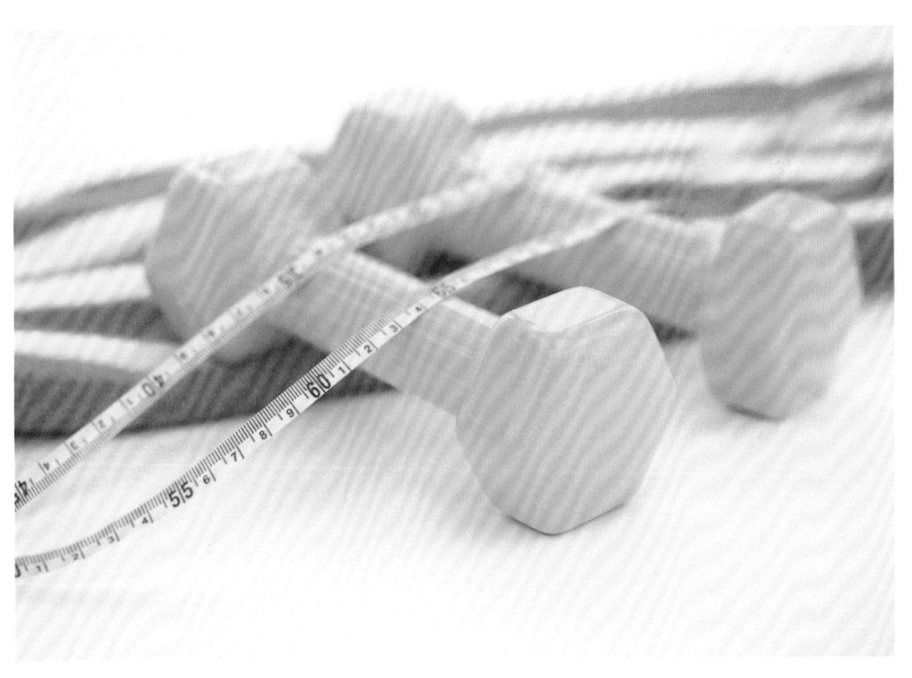

喝水，就只是水

讓孩子多喝水。身體 70% 的成分是水，身體內毒、廢物的排出需要水，身體一旦缺水容易產生病變。多喝水可以有效保持口、鼻、眼黏膜的溼潤，病菌不容易附著；喝水還可增加口腔內的唾液量，對分解毒素和細菌有幫助。

施作 FJM 足部反射健康法

父母為孩子施作「FJM 足部反射健康法」，最大的好處是經由肌膚的親近，讓孩子感受到父母完整的愛及完全的接納，這會減少孩子成長過程中面臨的各種壓力，而過度的壓力會傷害免疫力。除了整體施作「FJM 足部反射健康法」外，特別在腳趾部（扁桃腺、眼、鼻、上下顎、牙齒等反應區）、腳背部（所有的淋巴反應區）、腳底上半部（肺、脾、胃等反應區）、腳底下半部（十二指腸、小腸、大腸等反應區）上加強施作，以培養孩子的免疫力。

媽媽！我「嗯」不出來！

便祕不是只有成年人才會發生，其實孩子在嬰幼兒或學齡前，都可能因為缺乏蔬果攝取，或害怕陌生環境，而導致「嗯」不出來。便祕不僅會造成身體上的不舒服、心理上的恐懼，甚至會影響泌尿系統、社交行為以及生長發育。大部分的研究顯示：便祕與蔬菜、水果、豆類製品及蛋類等攝取不足，有明顯相關。

「嗯」不出來的原因

肛門構造的異常，像是肛門狹窄或肛裂；先天性甲狀腺低下症，或電解質不平衡，像是高血鈣、低血鉀，都有可能造成腸子蠕動異常、排便狀況有所變化；中樞神經系統的脊髓異常，也可能造成排便訊息傳達不順暢而便祕；或腸子本身的異常，都可能造就孩子「嗯」不出來。上述各種狀況須由醫生診療才能確認。

此外，食物中所含的纖維或渣滓太少，也是重要因素。現今兒童的飲食多為奶粉及精緻化的可口食物，其中所含的纖維太少，以致糞便的量太少，不足以激發排便反射作用，而當大腸中糞便量足夠之時，糞便已經因積貯過久而堅硬如石，不容易排出。

還有，飲水不夠也會導致糞便乾燥，不易排出。有些父母，為了避免孩子尿多造成不便，所以盡量少給孩子水喝，而連帶的就是大便硬，「嗯」不出來。有些孩子會因情緒（通常是緊張），或環境的改變（如剛進幼兒園時）而便祕，出現「嗯」不出來的現象。

如何克服便祕

三餐定時，尤其要有豐盛的早餐，在吃過飯後大腸的蠕動力最強。若在餐後稍微散步走動一下，容易產生便意。最重要的是，不管在什麼時間，孩子一有便意，就得讓孩子上廁所為第一優先。

多吃富含纖維的蔬菜和水果，不但可以增加糞便的體積，也可促進腸道蠕動，加速排便。飲入充足的白開水，有助糞便軟化及腸壁潤滑。此外，多做運動不但可增進心肺的功能，也能增加腸胃蠕動、強化腹部肌肉，有利於正常的排便。對於特別容易緊張的孩子，父母親要多一些耐心，尤其是孩子成長過程中，不可避免地要面對各種新的學習環境。

一般家中的馬桶應該多是供成人使用，不太適用於孩子。暫時補救的方法，可以放矮凳於馬桶兩側，雙足踏在上面，這樣比較近似自然的排便姿勢。不要常用瀉劑來解決孩子便祕的問題，因為這會破壞自然的排便反射作用，使便祕問題更惡化。

施作 FJM 足部反射健康法

孩子常「嗯」不出來，除了和醫生合作及早找出原因，以及改變飲食、多喝水、多運動外，父母親也可以為孩子施作「FJM

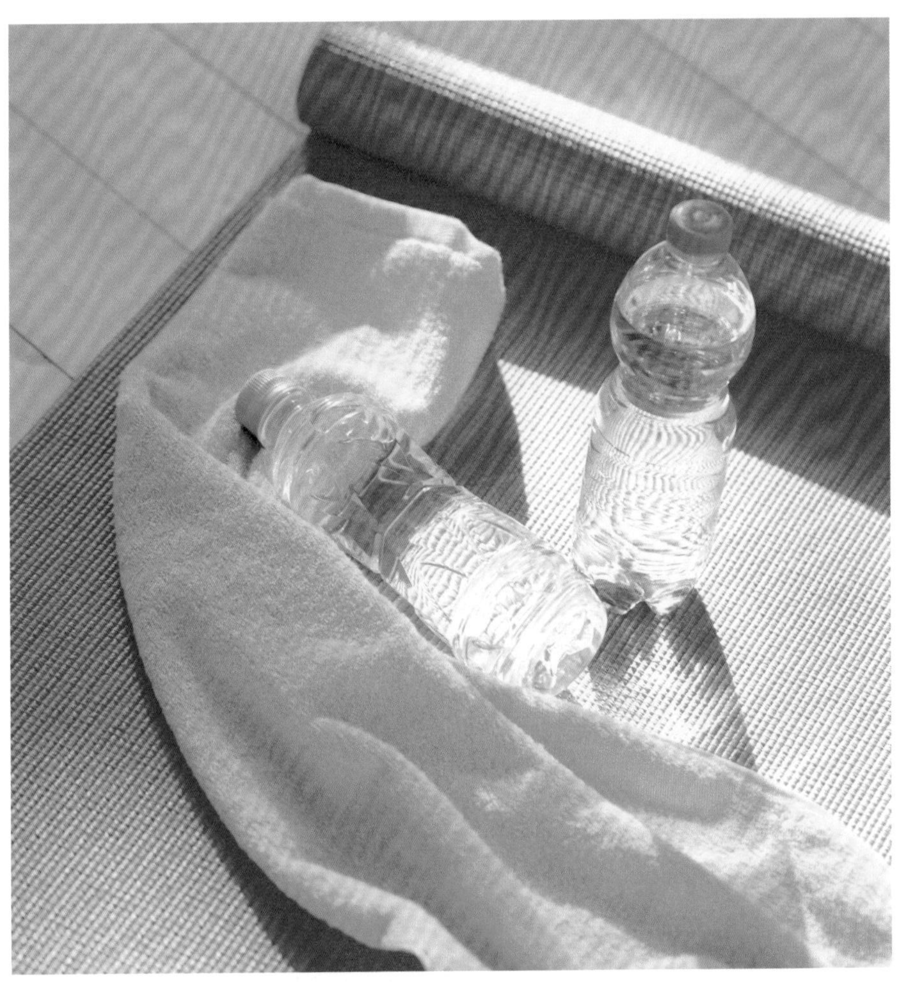

足部反射健康法」。對於情緒特別容易緊張的孩子，施作 FJM 會讓孩子感受到父母親的關愛安撫而放鬆。除了整體施作外，應該在腳趾部（整個腦部反應區）、腳內側部（整個脊椎反應區）、腳底部（整個消化系統、肺，及結腸、肛門等排泄系統反應區）做重點加強。

胖小子的煩惱

台灣胖小子多。老一輩的常說「小時候胖不是胖」，就巴望著孩子多吃些，怕孩子餓著了。實際的情況是：孩子小時候胖，長大後有一半會成為胖子。

當孩子逐漸長大，瞭解了現今社會對「胖」的負面觀感時，因肥胖所造成的心理影響，可能遠比肥胖對身體的影響更為深遠。對於胖小子的煩惱，為人父母者不可不慎啊！

「胖」有什麼不好

撇開審美的角度及社交上的影響不談，肥胖的身體可能帶給孩子健康上的影響，包括：各種代謝症候群，可能提高未來罹患糖尿病、心臟病、腦中風等疾病的機率。在消化系統方面，容易有膽結石、肝功能異常、肝臟纖維化等慢性肝病現象。

過度肥胖會引起呼吸功能障礙，尤其是肺活量下降，加上胖小子多半不愛動，呼吸肌力弱，造成體內積存大量的二氧化碳，而有「肥胖換氣不足症候群」。此外，肥胖也會造成睡眠中的血氧飽和度（SpO_2，人體血液中的氧氣濃度）低及睡眠呼吸中止，而產生睡眠障礙，進而影響學習。肥胖還容易造成腳踝扭傷及增加骨折風險，有些胖小子還特別容易頭痛。

家有胖小子怎麼辦

孩子的食物通常由父母提供，孩子的日常作息也通常由父母規劃，讓孩子少吃高熱量食物、多運動是很重要的減肥方法。多吃含「膳食纖維」的食物能增加飽足感；此外，要多喝白開水，別再給孩子喝含糖飲料了。

還有，別讓孩子一邊用餐一邊看電視，因為這樣很容易在不知不覺中吃得更多。每天的運動時間，最好能達 1 小時左右，效果較好。

平時家長應適時、適切地灌輸孩子減重的觀念，並以身作則教導孩子不偏食、不挑食、不吃得過飽的飲食習慣，使孩子能自動自發在飲食上做體重控管。兒童肥胖的治療也不適合服用減肥藥，以免影響到發育與身體。盡量不要讓孩子在幼兒時期過於肥胖，以免脂肪細胞撐大，將來不容易瘦下來。

施作 FJM 足部反射健康法

發覺孩子體重過於肥胖時，除了改變高糖或高油的飲食習慣、增加蔬菜水果的攝取（太甜的水果除外）、多喝水、多運動外，父母親也可以為孩子施作「FJM 足部反射健康法」。告訴孩子，父母和他一起來面對「肥胖」這件事。除了整體施作 FJM 外，應該在腳趾部（整個腦部反應區）、腳內側部（整個脊椎反應區）、腳底部（甲狀腺、腎、整個消化系統和排泄系統反應區）做重點加強。

夜夜磨牙的孩子

孩子夜間的磨牙聲，不僅擾人清夢，也總令爸媽心驚，擔心孩子牙齒長不好，影響發育。坊間流傳肚子有蛔蟲易造成磨牙，目前沒有證據證實，不足為信。

為什麼會磨牙

「磨牙」是因人在睡眠時腦部放電，口腔肌肉受到影響，進而使上下排牙齒互相磨咬所造成的現象。

兒童磨牙會隨年齡增長漸漸減少，不須過度擔心，若仍希望改善，將睡姿改成側睡能減緩部分孩子的磨牙狀況；若擔心孩子經常磨牙，把牙齒磨壞了，則不妨給牙科醫師檢查。

由於夜間磨牙與睡眠期腦部放電有關，多數夜間磨牙發生的前 1 分鐘，人的腦波會從「深層睡眠」轉為「淺層睡眠」，因此睡眠時多夢、不易深睡、易被吵醒的人，較可能磨牙。

此外，像是睡前玩手機、缺鈣的兒童，推測因睡眠品質容易受影響，較會發生磨牙狀況；小孩磨牙，往往也是壓力引發，受限於表達能力，小孩有口卻講不出，或可能導致磨牙。

孩子磨牙會怎樣

除了擔心孩子睡眠品質不好，孩子在夜間磨牙，最怕引起顳顎關節（俗稱「下巴關節」）的傷害，但父母親們也無須多慮。大多數的孩子都有或輕或重程度不等的磨牙，成長中的顳顎關節，修補速度會大於破壞速度，不必擔心會傷害顳顎關節，真正磨出問題的孩子很少。一般來說，幼兒磨牙只要改變睡眠習慣和姿勢，磨牙通常就會停止，很少需要特別治療的。

施作 FJM 足部反射健康法

發覺孩子夜間磨牙時，只要改變睡眠姿勢成「側睡」或「俯睡」，都可能使磨牙停止。父母親也可以為孩子施作「FJM 足部反射健康法」。除了整體施作 FJM 外，應該在腳趾部（整個腦部、上下顎、牙齒等反應區）、腳內側部（整個脊椎反應區）、腳底部（整個消化系統反應區）做重點加強。加強親子關係，讓孩子和我們無話不談，減少心理壓力。

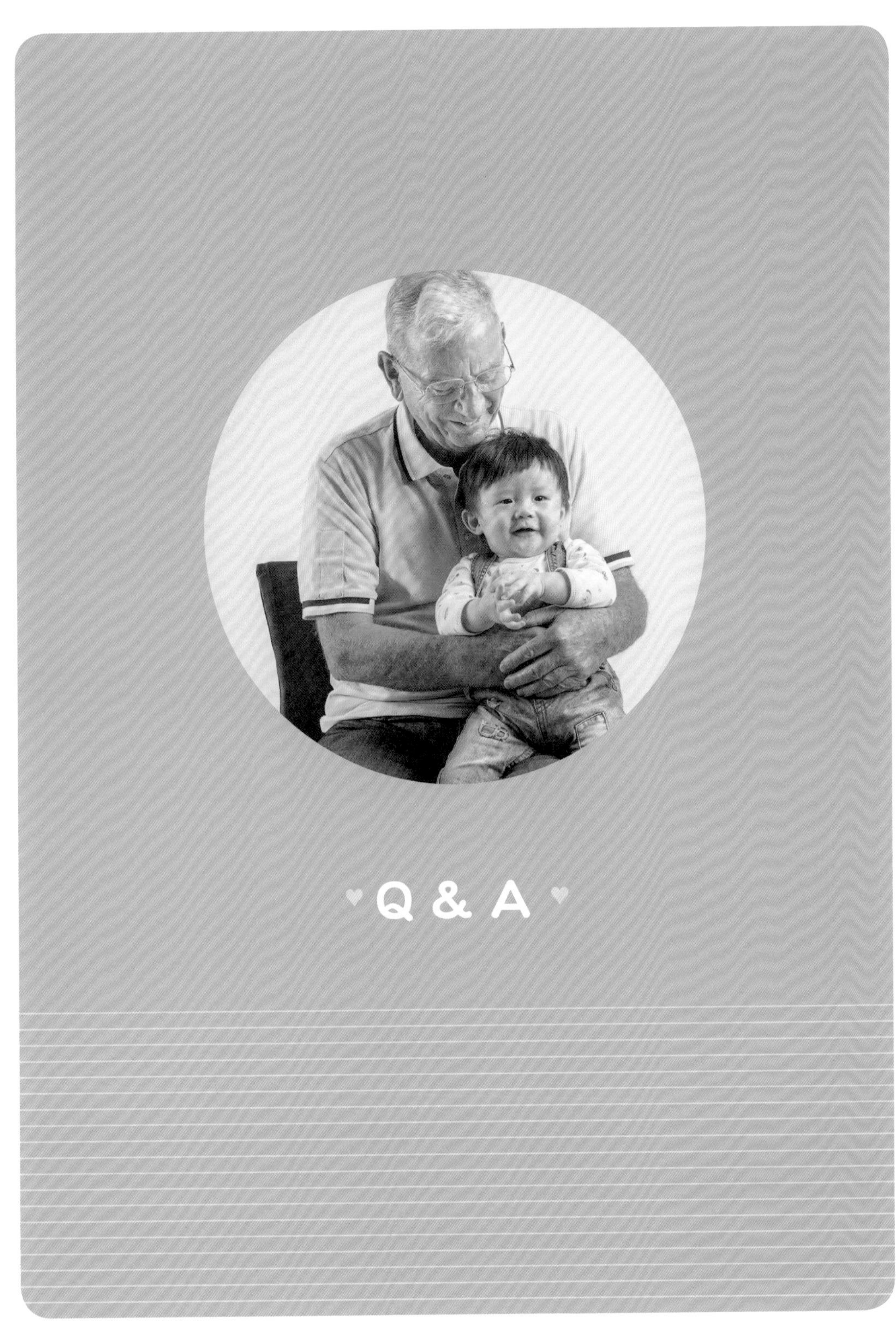

Q & A

為襁褓中的嬰兒施作 FJM 時，要特別注意哪些事？

1. 手法輕柔，輕柔再輕柔。
2. 注意嬰兒的肢體反應。不要等嬰兒痛到哭才放輕手法，而要在嬰兒抽動腳時，就要放輕力道。
3. 嬰兒身體不舒服時就會哭，為了緩解嬰兒的不舒服而施作 FJM 時，要先做好安撫的動作，然後再施作。
4. 不要固執地一定要一次施作完所有的步驟，要隨著嬰兒的情況調整。臨時中斷後，再接續完成是可以接受的。

父親或母親單獨一人時，可以為嬰兒施作 FJM 嗎？怎麼做？

父親或母親單獨一人時，也可以為嬰兒施作 FJM。單人施作的情況下，待坐穩後，一手抱嬰兒，另一手施作。每一個手順動作固定維持一個方向操作，切忌來回反覆操作；也可以大人坐在床上，嬰兒躺在大人的身前施作。（施作的步驟同 P.41 ～ P.50。）

Q3 孩子的各種病痛，只要做足療就可以好，是嗎？

孩子的許多病痛，造成的原因可能很複雜，而醫院提供的精密儀器，正是檢測病因的利器。疫苗的發明，使孩子得以對抗病毒；一些先天的身體器官殘缺，藉由先進的醫療儀器或可解決孩子的病痛。這些都是現代醫學帶給人類的貢獻。

FJM 是一種自然療法，不強調打針吃藥，但藉由刺激反射的作用，加強身體各項功能，提高自癒能力，使身體自我調整進而獲得健康。

人體的自癒能力是與生俱來的，愈是健康的人，自癒能力愈強，反之亦然。孩子有病痛時，當然要先給醫生診治，以瞭解病因。孩子患病接受治療期間輔以足療，能縮短病程，並緩解身體的痛苦。

當然，我們更希望孩子平時就能接受足療，增強身體免疫系統的能力，達到預防勝於治療的效果。即使生病了，好起來也比別人快。

為孩子施作 FJM 有什麼禁忌？

1. 施作時間不要拉得太長。0 到 2 歲的嬰兒 5 ～ 10 分鐘；2 到 6 歲的幼兒是 10 ～ 20 分鐘；6 到 12 歲的兒童則為 20 ～ 30 分鐘。
2. 用餐後不要立即施作，最好餐後 20 ～ 30 分鐘再施作。
3. 不要強迫孩子接受足療。對於還不懂事的嬰、幼兒，要從遊戲入手，使孩子樂於接受足療；對於已稍懂事有自己意見的孩子，父母親最好以示範、溝通的方式，讓孩子願意接受足療。
4. 切記：不要用不健康但孩子喜歡的方式，誘使孩子接受足療，例如：玩電動遊戲、吃糖果、喝汽水等。

孩子可以每天接受 FJM 嗎？

FJM 的功能是使孩子的身體自我調整。當孩子有病痛時，可以天天接受合格的師傅施作 FJM，幫助孩子緩解疼痛、縮短生病的時間。但在平時，父母親可以依本書的操作步驟，每天為孩子施作 FJM，增強孩子身體的抵抗力。每週讓孩子和自己給合格的師傅施作 FJM，親子共同接受足療，既可增加親子關係，同時可獲得健康，這是多好的事啊！

Q 有孩子專用的 FJM 潤滑油膏嗎？

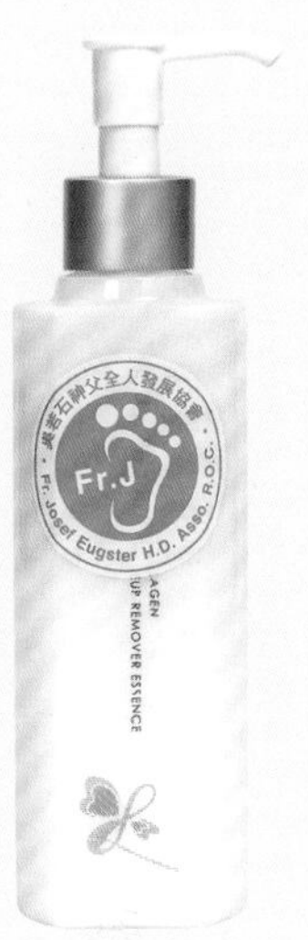

施作足部反射健康法時，使用油膏主要是為了潤滑。為孩子施作 FJM 時使用的油膏，要考慮孩子肌膚的接受度。孩子平時使用的乳液或嬰兒油等，都可以當作潤滑油膏使用。

Q7 剛接受疫苗注射的孩子，能立即施作足部反射健康法嗎？

疫苗就是弱化後的病毒。為孩子注射疫苗，就是幫助孩子的免疫系統培養對抗病毒的抗體，而後當真的病毒來襲時，孩子體內的抗體就能消滅病毒，使身體不致患病。

有些孩子在注射疫苗後，會有些微的病毒症狀反應，這時候為孩子施作 FJM 足部反射健康法，能幫助孩子緩解注射疫苗後的不適狀況。對於注射疫苗後，並沒有身體不適狀況的孩子，當然也可以施作足療，除了不會影響疫苗效果外，對孩子免疫系統也有助益。

孩子的腳太大，媽媽的手比較小，按不動時可以用操作棒嗎？

由於社會的進步，醫療、營養的水平相較於過去的年代，可說是有了長足的進步。這個年代孩子的身高、體重，比起父母親那個年代增長了不少。因此，國小三、四年級的孩子和母親差不多高的情形並不少見。

長得高自然腳大，媽媽的手如果比較小，為大腳的孩子施作 FJM 足部反射健康法，當然會很吃力，這個時候是可以考慮使用操作棒。使用操作棒為孩子施作 FJM 足部反射健康法的父母親，最好至少參加過 FJM 基礎班的課程，以確保能正確使用操作棒，以免因施力不當而傷了孩子。

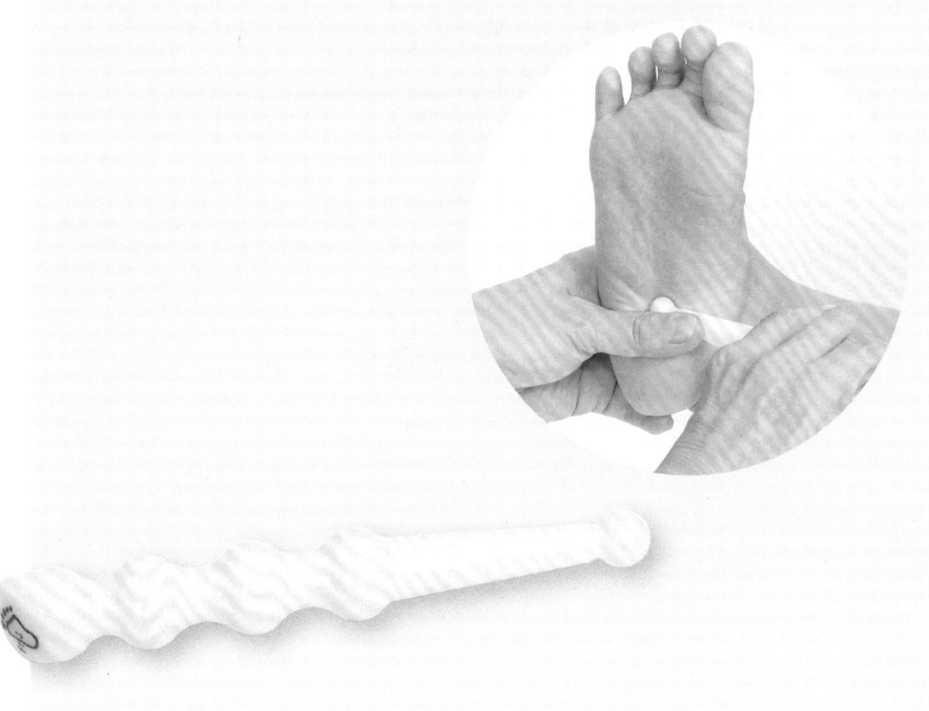

Q9 為孩子施作 FJM 足部反射健康法時，孩子哭了，要堅持施作完？還是先哄孩子較重要？

孩子對身體的知覺反應是直接而誠實的。為孩子施作 FJM 足部反射健康法時，孩子哭了，父母親應該先釐清是突然的足部反應現象疼痛？還是因為原本身體的不適？在實務經驗中，絕大部分屬於前者。

父母親為孩子施作 FJM 足部反射健康法時，手法一定要輕柔，而且隨時關注孩子的反應，並適時調整力度，以及施作的速度。如果孩子因反應現象而哭時，父母親先放輕力度，並輕揉該反應區安撫孩子。待孩子不哭了，再慢慢增加力度，持續施作。為年紀愈小的孩子施作FJM足部反射健康法，愈要輕柔。父母親在為孩子施作足療時，讓孩子感覺是在玩遊戲，就是最成功的施作氣氛。

Q10 為孩子施作 FJM 足部反射健康法後，一定要喝水嗎？

如果說「吳若石神父足部反射健康法」建議要「吃藥」，那麼「白開水」就是那唯一的藥方。對成人這樣要求，對孩子更是如此。對還在使用奶瓶進食的孩子，可以在施作時，就以奶瓶裝白開水餵孩子喝水。不建議孩子在施作完畢後，喝汽水、可樂、果汁等飲料。

孩子剛喝過奶，可以施作嗎？

孩子剛進食，血液會集中在胃腸道附近，以助消化的進行。這時候不宜施作足部健康法，以免血液往足部集中而影響消化。最好在孩子喝過奶後間隔 20 到 30 分鐘，再施作 FJM 足部反射健康法為宜。

施作完可以立即餵奶嗎？

孩子施作 FJM 足部反射健康法後，先給孩子喝些水。孩子餓了，當然可以餵奶、進食。

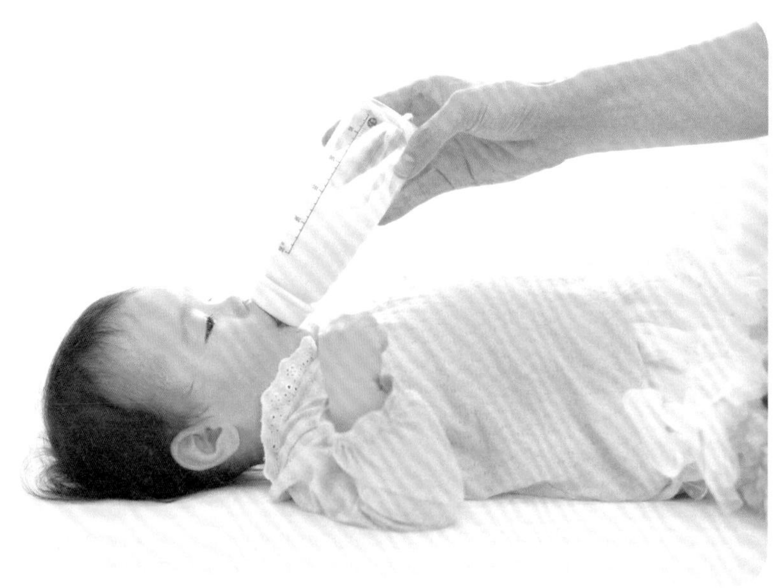

Q13 可以為孩子施作「對應健康法」嗎？

在成人 FJM 足部反射健康法中，我們介紹了「對應健康法」的運用。當手部有了問題，可以在腳上找到解決問題的方法；反之，腳上的問題也可以在手上找到反應區解決（請參考拙作《足療自癒》P.55 ～ P.61）。

如果有需要，孩子當然可以施作「對應健康法」；但要特別注意的是，年紀愈小的孩子，手部結構愈脆弱，再加上孩子的手本來就小，因此，除非經驗豐富的師傅，一般人很不容易在手上施作到位，反而容易造成孩子的傷害，所以本書並沒有特別提及「對應健康法」。對於在襁褓中的嬰兒，更不建議在手上施作「對應健康法」。

Q14 為孩子施作 FJM 足部反射健康法，是先左腳再右腳嗎？

雖說在成人 FJM 足部反射健康法中，因為右腦和左腦的關係，我們建議先施作左腳，再施作右腳。孩子的左、右腦都還在成長發展中，先施作哪一隻腳並無太大的關係。但從人體磁場運行方向，是「左進右出」的現象來看，除非特殊情況，否則還是先施作左腳，再施作右腳。

Q15 下肢變形的孩子可以施作 FJM 足部反射健康法嗎？

吳若石神父有很長一段時間，有為特殊重症孩子施作 FJM 足部反射健康法的經驗，其中包括下肢變形的孩子。下肢變形的孩子，腳比一般的孩子小，形狀也不大相同，但是反應區還在，也就是說仍然會有病理反應物現象。施作時，要更有愛心及耐心，還要更仔細。如果孩子夠大了，可以考慮在手上使用「對應健康法」。

Q 孩子的腳不大，可以兩手同時為孩子的兩隻腳施作嗎？

吳神父在長濱天主堂所提供的工作平台中，有時可以看到兩位師傅，同時為趕時間的客人施作左、右腳的情形。因為是兩位師傅各施作一隻腳，在被服務者可以承受的情況下，施作的品質是仔細而精緻的。

為孩子施作足部健康法，希望能仔細、小心地施作，注意孩子的細微反應，同時也注意自己手上的感覺。如果為了趕時間，或其他原因，一個人用兩手同時施作孩子的兩隻腳，可能難以同時兼顧左、右腳，因而忽略了孩子腳上的某些病理反應物訊息，那豈非得不償失。

如果只是為了省事，隨意施作草草了事，那是沒有意義的，不建議如此施作。

參考資料：

中文

1. 馬沙弗雷（Hedi Masafret）著，李百齡譯，《足部反射區按摩法》，光啟文化（1982）。
2. 陳勇編著．吳若石校閱，《足部反射區健康法》（1983）。
3. 吳若石著，《綜合足部反射區健康法（一）》，光啟文化（1989）。
4. 吳若石著，《綜合足部反射區健康法（二）》，光啟文化(1990)。
5. 丁宇．李焱合著，《陰陽五行匯中醫》，人民軍醫出版社（2012）。
6. 吳若石．鄭英吉合著，《吳神父新足部健康法》，文經社（2001）。
7. 陳小芬譯，《幼兒發展與輔導》，台北：五南（2002）。
8. 吳若石．胡齊望合著，《足療自癒》，文經社（2017）。
9. 林進登，〈吳若石神父足部健康法在台灣發展之研究（1979～2005）〉。
10. 安德魯．貝爾（Andrew Biel）著，《人體解剖全書【增訂版】》，楓葉社（2018）。

外文

1. 吳若石著，江光元．官有謀譯，《若石健康按摩法》。（1988）（日文）
2. Christine Issel，Reflexology : Art, Science & History。（2014）（英文）
3. Schwester Hedi Masafret，Gesund In Die Zukunft。（1975）（德文）

網站資料

1. 衛生福利部官方網站衛教資料
   www.mohw.gov.tw/CHT/Ministry/Index.aspx
2. 衛生福利部所屬各署立醫院官方網站衛教資料。
3. 台北榮民總醫院官方網站衛教資料
   www.vghtpe.gov.tw/index_main.html

國家圖書館出版品預行編目(CIP)資料

親子足療 : 吳若石神父足部反射健康法. 2/吳若石, 胡齊望作. --
初版. -- 新北市 : 文經出版社有限公司, 2021.02
面 ; 公分. -- (Health ; 26)
ISBN 978-957-663-792-6(平裝)

1.按摩 2.經穴 3.腳

413.92 109017424

文經社
Health 0026

親子足療：吳若石神父足部反射健康法 2

作　　者　吳若石、胡齊望
文字整理　林素妃
責任編輯　謝昭儀
校　　對　吳若石、林素妃、胡齊望、謝昭儀
封面設計　李岱玲
美術設計　游萬國
插　　畫　詹詠溱

出 版 社　文經出版社有限公司
地　　址　241 新北市三重區光復一段 61 巷 27 號 11 樓（鴻運大樓）
電　　話　(02)2278-3158、(02)2278-3338
傳　　真　(02)2278-3168
E － mail　cosmax27@ms76.hinet.net

印　　刷　永光彩色印刷股份有限公司
法律顧問　鄭玉燦律師

發 行 日　2021 年 02 月 初版一刷
定　　價　新台幣 399 元

Printed in Taiwan